Pflege in Einfacher Sprache

Herz-Kreislauf-System

Dieses Buch gehört

....

....

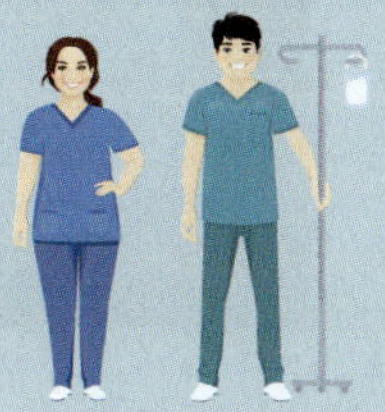

Pflege in Einfacher Sprache

Herz-Kreislauf-System

Auswahl und Zusammenstellung der Inhalte: Diana Baer, München

Sprachliche Redaktion: Annette Gerstenkorn, Bochum

ELSEVIER

Elsevier GmbH, Bernhard-Wicki-Str. 5, 80636 München, Deutschland
Wir freuen uns über Ihr Feedback und Ihre Anregungen an kundendienst@elsevier.com

ISBN 978-3-437-26732-1
eISBN 978-3-437-06150-9

Wichtiger Hinweis für den Benutzer
Die medizinischen Wissenschaften unterliegen einem sehr schnellen Wissenszuwachs. Der stetige Wandel von Methoden, Wirkstoffen und Erkenntnissen ist allen an diesem Werk Beteiligten bewusst. Sowohl der Verlag als auch die Autorinnen und Autoren und alle, die an der Entstehung dieses Werkes beteiligt waren, haben große Sorgfalt darauf verwandt, dass die Angaben zu Methoden, Anweisungen, Produkten, Anwendungen oder Konzepten dem aktuellen Wissensstand zum Zeitpunkt der Fertigstellung des Werkes entsprechen.
Der Verlag kann jedoch keine Gewähr für Angaben zu Dosierung und Applikationsformen übernehmen. Es sollte stets eine unabhängige und sorgfältige Überprüfung von Diagnosen und Arzneimitteldosierungen sowie möglicher Kontraindikationen erfolgen. Jede Dosierung oder Applikation liegt in der Verantwortung der Anwenderin oder des Anwenders. Die Elsevier GmbH, die Autorinnen und Autoren und alle, die an der Entstehung des Werkes mitgewirkt haben, können keinerlei Haftung in Bezug auf jegliche Verletzung und/oder Schäden an Personen oder Eigentum, im Rahmen von Produkthaftung, Fahrlässigkeit oder anderweitig übernehmen.

Für die Vollständigkeit und Auswahl der aufgeführten Medikamente übernimmt der Verlag keine Gewähr.
Geschützte Warennamen (Warenzeichen) werden in der Regel besonders kenntlich gemacht (®). Aus dem Fehlen eines solchen Hinweises kann jedoch nicht automatisch geschlossen werden, dass es sich um einen freien Warennamen handelt.

Bibliografische Information der Deutschen Nationalbibliothek
Die Deutsche Nationalbibliothek verzeichnet diese Publikation in der Deutschen Nationalbibliografie; detaillierte bibliografische Daten sind im Internet über https://www.dnb.de abrufbar.

23 24 25 26 27 5 4 3 2 1

In ihren Veröffentlichungen verfolgt die Elsevier GmbH das Ziel, genderneutrale Formulierungen für Personengruppen zu verwenden. Um jedoch den Textfluss nicht zu stören sowie die gestalterische Freiheit nicht einzuschränken, wurden bisweilen Kompromisse eingegangen. Selbstverständlich sind **immer alle Geschlechter** gemeint.

Planung: Martina Lauster, München
Projektmanagement: Christine Kosel, München
Redaktion: Annette Gerstenkorn, Bochum
Bildrechteklärung: Katja Sieger-Schauer und Ramona Mühlbauer, München
Layout: Christine Kosel und Nicole Kopp, München
Herstellung: Kadja Gericke, Dürnau
Satz: Thomson Digital, Noida/Indien
Druck und Bindung: EGEDSA Sabadell, Barcelona/Spanien
Umschlaggestaltung: Favoritbuero, München
Umschlagherstellung: Spiesz-Design, Neu-Ulm
Titelbilder: Personen © Volha Hlinskaya/shutterstock, Organ © VectorMine/shutterstock

Aktuelle Informationen finden Sie im Internet unter **www.elsevier.de**

Vorwort

Liebe Leserin, lieber Leser,

„Wenn man etwas nicht einfach erklären kann, hat man es nicht verstanden.“
(A. Einstein)

Wir möchten, dass Sie alle Inhalte in der Pflegeausbildung verstehen.
Wir möchten, dass Sie Ihre Prüfung bestehen.
Wir möchten, dass Sie im Beruf richtig handeln und keine Fehler machen.

Sie interessieren sich für das Thema **Herz-Kreislauf-System.**
Zum Thema Herz-Kreislauf gibt es viele komplizierte Informationen und Zusammenhänge. Dieses Buch ist deshalb in **Einfacher Sprache** geschrieben.

- Die Texte sind leichter zu verstehen als andere Texte.
- Es gibt wenige Fremdwörter.
- **Fachwörter** finden Sie hinten im Buch erklärt. Zusätzlich gibt es ein Wörterbuch in Einfacher Sprache in dieser Buchreihe.
- **Abbildungen** zeigen Ihnen die Wirklichkeit in der Praxis.
- **Farbige Kästen** heben wichtige Hinweise hervor.

Das bedeutet aber auch: Das Buch enthält nur die wichtigsten Informationen zu diesem Thema. Das Buch dient als Unterstützung und Ergänzung zu anderen Lehrbüchern.

In diesem Buch finden Sie eine Auswahl der Inhalte zum Thema **Herz-Kreislauf-System.** Zum Beispiel:

- Was muss ich beobachten?
- Wie erkenne ich ein gesundes Herz-Kreislauf-System? Wie erkenne ich Abweichungen davon?
- Welche pflegerischen Handlungen führe ich durch? Zum Beispiel: Blutdruckmessen oder eine Thromboseprophylaxe.
- Wie versorge ich eine Patientin mit Hypertonie oder Herzinfarkt?

Mit dieser Buchreihe möchten wir Ihnen helfen, komplizierte Zusammenhänge zu verstehen. Damit werden Sie sicher für Ihren Berufsalltag und für die Prüfungen.

München, Januar 2023
Lektorat Pflege im Namen aller Mitwirkenden

Hinweise für Leserinnen und Leser

In diesem Buch finden Sie Informationen zum Thema **Herz-Kreislauf.**

- Allgemeine Grundlagen. Wie funktioniert das Herz-Kreislauf-System? Welche Organe benötigt man?
- Was beobachten Sie beim Patienten?
- Wie erkennt man ein gesundes Herz-Kreislauf-System? Und wie ist es krankhaft verändert?
- Wie können Sie den Patienten bei Problemen vom Herz-Kreislauf unterstützen?
- Was ist eine Thrombose? Was kann man tun, damit keine Thrombose entsteht?
- Sie lernen wichtige Krankheiten kennen.

Wichtige Wörter in diesem Buch sind **fett** gedruckt. Diese Wörter helfen Ihnen dabei, einen schnellen Überblick zu bekommen.
Einige Wörter sind **fett** und gelb markiert. Zum Beispiel: **Arterien**. Das sind Fachwörter zum Thema Herz-Kreislauf-System. Diese Wörter werden am Ende des Buches im Kapitel Fachwörter erklärt.
Einige Wörter sind *kursiv* gedruckt. Zum Beispiel: *systolisch*. Das sind allgemeine Fachwörter.

Am Ende des Buches finden Sie:

- **Abkürzungen:** Die Bedeutung von Abkürzungen aus dem Buch wird erklärt.
- **Fachwörter:** Hier werden die fett gedruckten und gelb markierten Fachwörter aus dem Buch erklärt.
- **Stichwörter:** Alle wichtigen Stichwörter aus dem Buch sind hier alphabetisch geordnet. Die Seitenzahlen geben an, auf welcher Seite mehr dazu steht.

Zusätzlich gibt es ein Wörterbuch in dieser Buchreihe. Darin werden in Einfacher Sprache viele pflegerische und medizinische Fachwörter erklärt.

Folgende Kästen helfen Ihnen bei der Orientierung:

Begriffserklärung

Dieser Kasten erklärt wichtige Begriffe: Was bedeutet das?

Merkhilfe

Dieser Kasten gibt Hinweise zum einfachen Merken: Was ist wichtig?

Praxistipp

Dieser Kasten gibt Tipps für die Praxis: Wie setze ich das im beruflichen Alltag um?

Notfall

Dieser Kasten erklärt Notfallsituationen: Was mache ich bei einem Notfall?

Fehler gefunden?

An unsere Inhalte haben wir sehr hohe Ansprüche. Trotz aller Sorgfalt kann es jedoch passieren, dass sich ein Fehler einschleicht. Oder dass fachlich-inhaltliche Aktualisierungen notwendig geworden sind.
Wenn ein relevanter Fehler entdeckt wird, stellen wir eine Korrektur zur Verfügung. Mit diesem QR-Code können Sie die Korrektur schnell abrufen.
https://else4.de/978-3-437-26732-1

Wir sind dankbar für jeden Hinweis. Damit helfen Sie uns, dieses Werk zu verbessern. Bitte richten Sie Ihre Anregungen, Lob und Kritik an folgende E-Mail-Adresse:
kundendienst@elsevier.com

Inhaltsverzeichnis

1 Herz und Kreislauf

Das **Herz** ist ein **wichtiges Organ** im Körper. Es ist für die **Blutversorgung** im Körper zuständig. Das Herz ist auch für die Versorgung des Körpers mit **Sauerstoff** zuständig.
Diese Aufgaben vom Herz und die Auswirkungen im Körper davon nennt man **Herz-Kreislauf-System.**
Das Messen von **Puls** und **Blutdruck** ist eine wichtige pflegerische Maßnahme zur **Überwachung.**
Puls und Blutdruck nennt man auch **Vitalzeichen**.
Zu den Vitalzeichen gehören auch: die Temperatur, das Bewusstsein und die Atmung. Auch diese Vitalzeichen können überprüft werden.
Vor allem der Puls und der Blutdruck geben wichtige Informationen über die Herz-Kreislauf-Situation des Patienten.
Wenn diese Werte verändert sind, dann kann das auf Krankheiten hinweisen.

1.1 Welche Organe sind beteiligt?

Das Herz

Das **Herz** ist für die **Blutversorgung** im Körper verantwortlich. Es ist ein **Muskel.** Bei jedem Herzschlag pumpt das Herz eine bestimmte Menge Blut durch die Gefäße.
Das Pumpen ist wie eine Druckwelle. Die Druckwelle gelangt in die Arterien. Sie ist als **Puls** tastbar.
Das Herz besteht aus:

- dem linken und rechten **Vorhof**.
- der linken und rechten **Kammer**.
- zwei Herzklappen.

Das Herz verbindet den **kleinen Körperkreislauf** mit dem **großen Körperkreislauf.**
Das Herz pumpt das Blut aus dem großen Kreislauf über die **Vena cava** in den **rechten Vorhof.** Das Blut fließt vorbei an der **dreizipfeligen Segelklappe** in die rechte Herzkammer.

Das Fachwort für dreizipfelige Segelklappe heißt: **Trikuspidalklappe**.
Die **Pulmonalklappe** zwischen der rechten Kammer und der Lungenarterie unterstützt den Weitertransport des Blutes in den kleinen Kreislauf. Das Blut wird in der Lunge mit Sauerstoff angereichert. Danach fließt es zurück zum Herzen in den linken Vorhof. Es fließt vorbei an der **zweizipfeligen Segelklappe** in die linke Kammer. Von hier wird das Blut mithilfe der **Aortenklappe** in die **Aorta** transportiert.

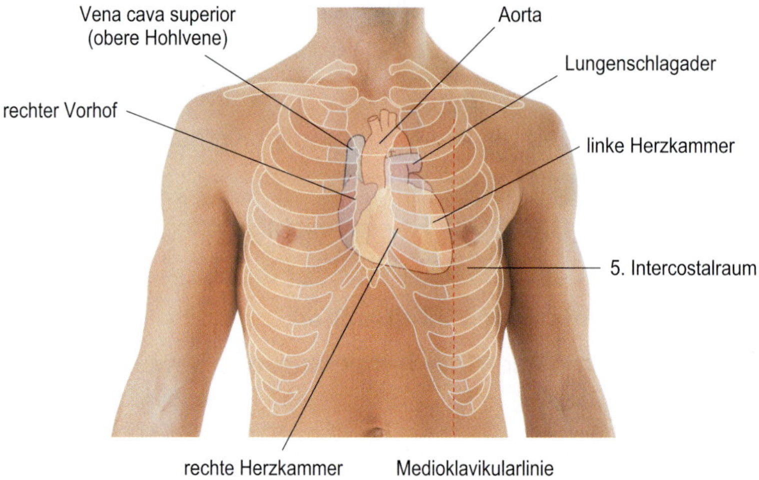

Abb. 1.1 Das Herz
[E402]

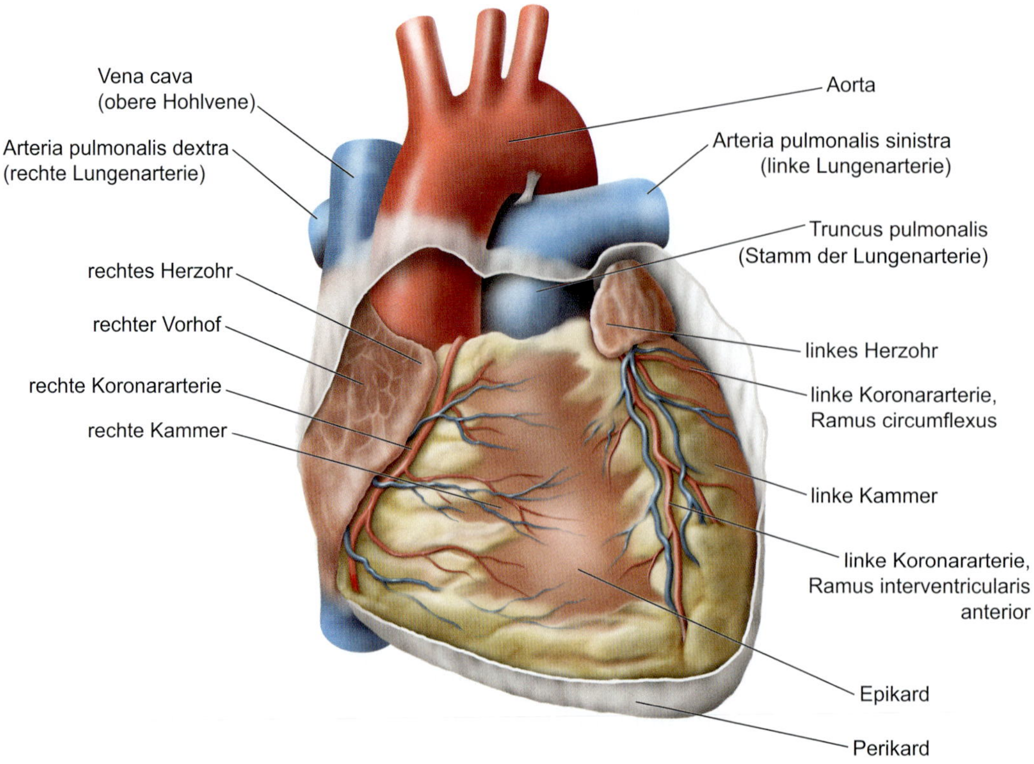

Abb. 1.2 Die Anatomie des Herzens
[L275, J787]

Das Fachwort für zweizipfelige Segelklappe heißt: **Mitralklappe**.
Mit jedem Schlag pumpt das Herz etwa 70 Milliliter Blut in den Körper. In einer Minute pumpt das Herz etwa 5 Liter Blut in den Körper und in die Lungen. Diese Menge bezeichnet man auch als Herzminutenvolumen oder **Herzzeitvolumen**.

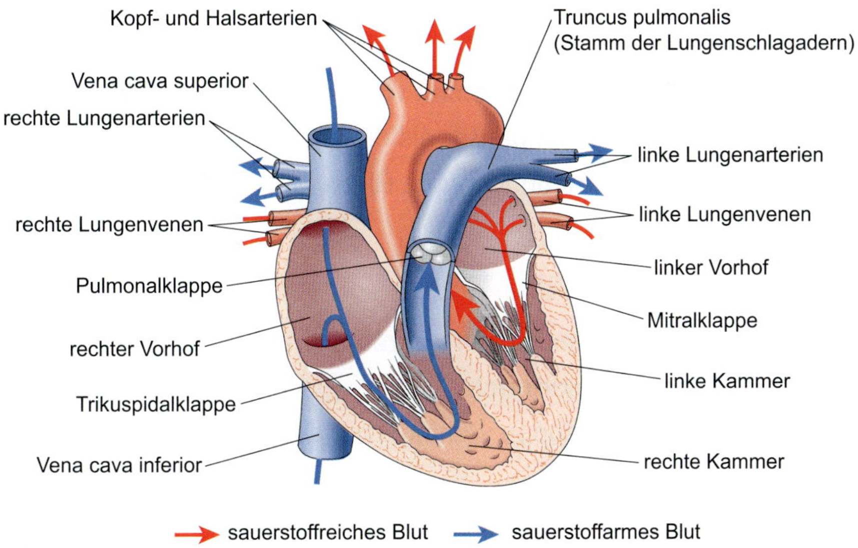

Abb. 1.3 Die Strömungsrichtung des Blutes im Herz
[L190]

Die Arterien

Die **Arterien** sind Gefäße. Sie führen vom Herzen weg. Das Blut aus den Arterien ist **sauerstoffreich** und **kohlendioxidarm.**

Begriffserklärung

Kohlendioxid (CO_2): Ein Gas. Es entsteht zum Beispiel beim Ausatmen.

Das größte Gefäß ist die **Aorta**. Sie kommt von der linken Kammer.
Die Muskelschicht der Arterien ist größer als die Muskelschicht der Venen. So können sie dem Druck standhalten, der vom Blut aus dem Herzen kommt.

Die Venen

Die **Venen** sind Gefäße. Sie führen zum Herzen hin. Das Blut aus den Venen ist **sauerstoffarm** und **kohlendioxidreich.**
Venen haben **Klappen.** Die Klappen verhindern, dass das Blut zurück in den Kreislauf fließt.
Das größte Gefäß ist die **Vena cava**. Sie wird auch Hohlvene genannt. Sie führt zum rechten Vorhof.

Der Körperkreislauf

Der **Körperkreislauf** ist der Weg des Blutes durch den Körper.
Der Weg des Blutes beginnt im Herzen. Genau gesagt beginnt der Weg des Blutes in der linken Herzkammer. Durch die vom Herzen wegführenden Gefäße wird das Blut in alle Bereiche des Körpers transportiert.
Das Fachwort für die wegführenden Gefäße heißt: **Arterien**.
Das Fachwort für alle Bereiche des Körpers heißt: **Körperperipherie**.
Dadurch werden Nährstoffe und Sauerstoff zu den Zellen gebracht. Der Austausch der Stoffe findet in den **Kapillaren**, also den feinsten Haargefäßen statt. Kohlenmonoxid und Abbauprodukte vom Stoffwechsel der Zellen werden aufgenommen. Sie werden dann über die Venen abtransportiert. Schließlich mündet das inzwischen sauerstoffarme Blut im rechten Vorhof des Herzens.
Der Körperkreislauf wird auch als **großer Kreislauf** bezeichnet.

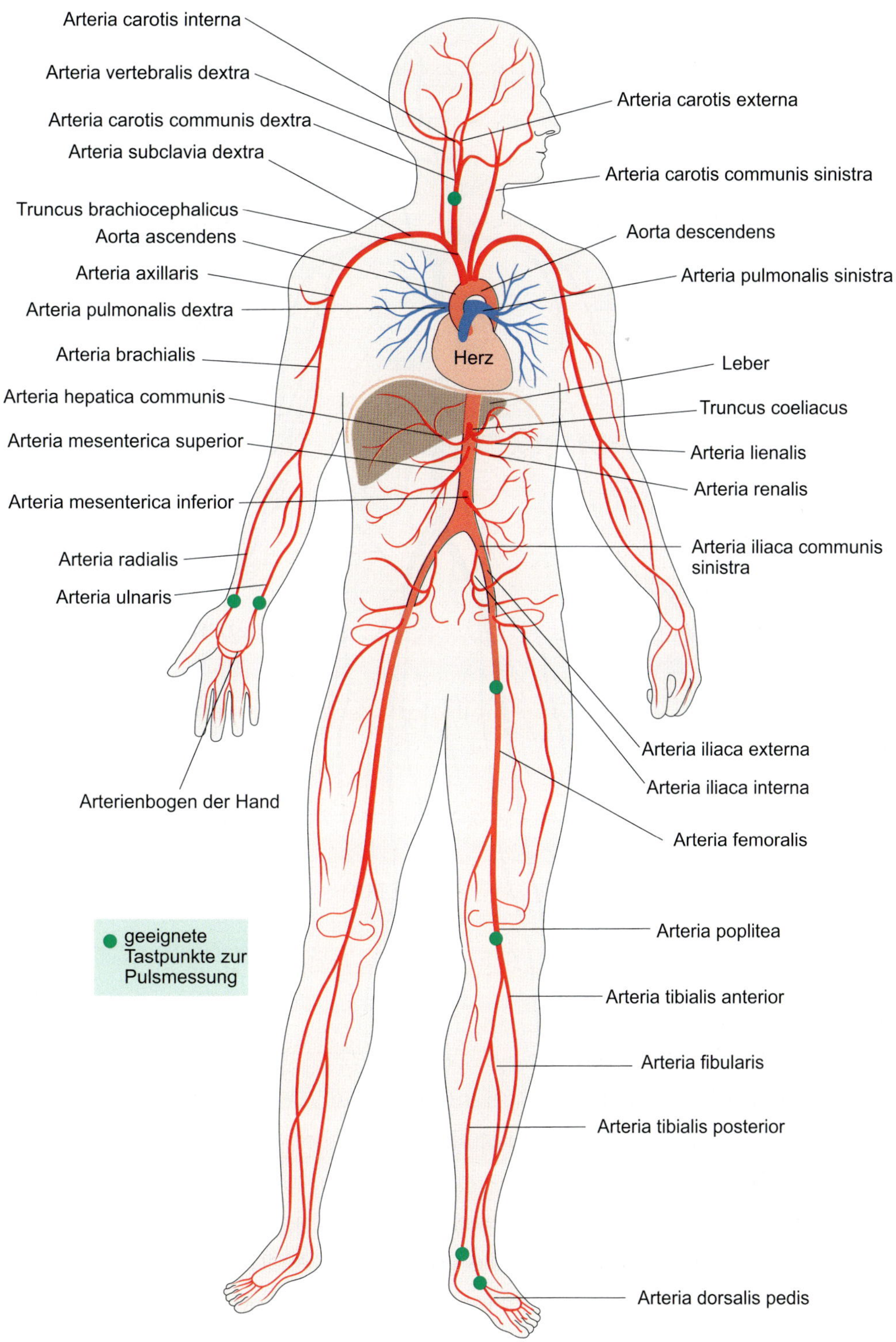

Abb. 1.4 Die Arterien
[L190]

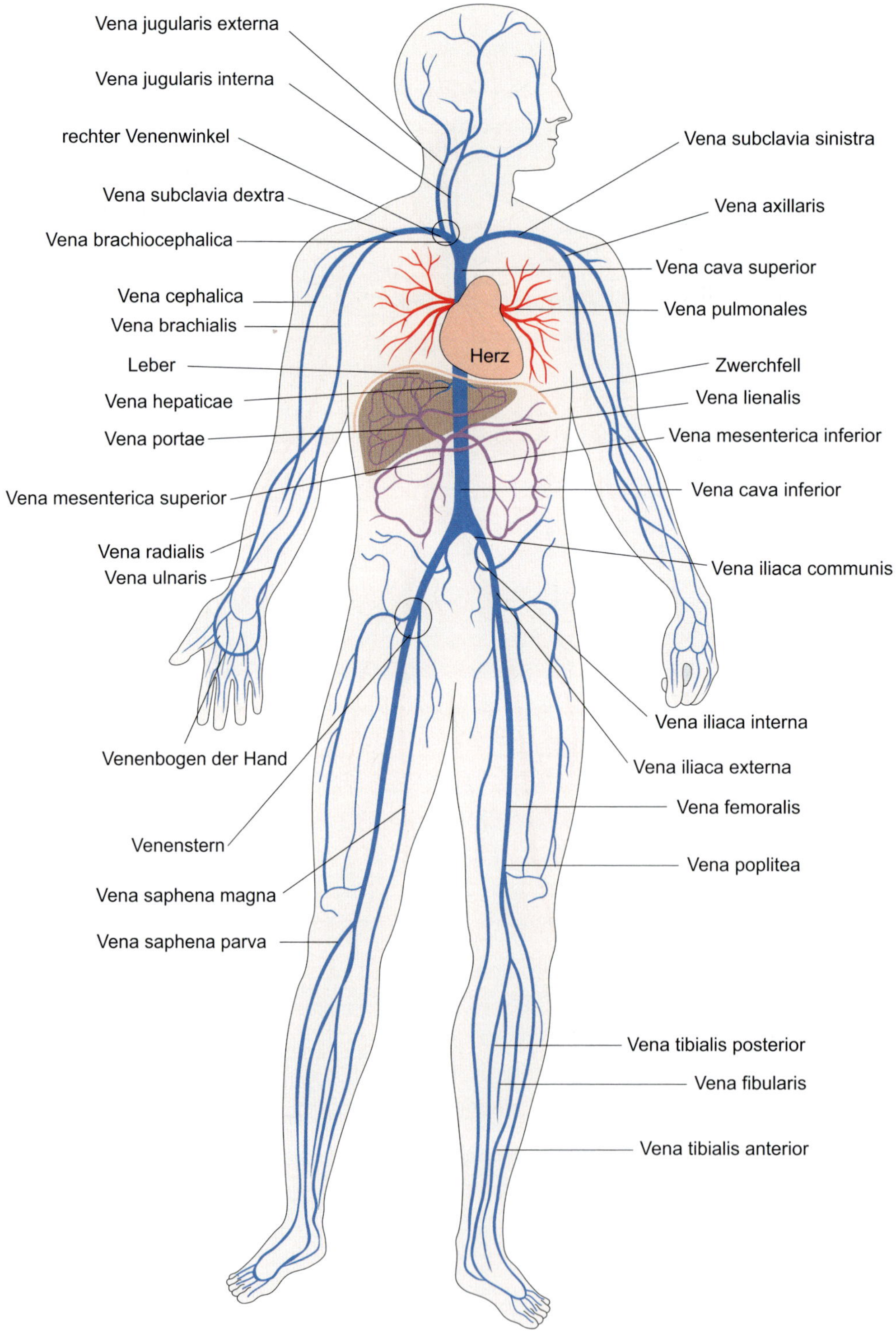

Abb. 1.5 Die Venen
[L190]

Der Lungenkreislauf

Der Lungenkreislauf ist der Weg des Blutes durch die Lunge.
Der Weg des Blutes beginnt in der rechten Herzkammer. Die vom Herzen wegführenden Gefäße (Arterien) bringen das Blut zur Lunge. Das aus der Körperperipherie kommende Blut wird im Gasaustausch der Lunge zugeführt. Kohlendioxid wird abgeatmet. Sauerstoff wird aufgenommen. Das Blut wird mit den zum Herzen hinführenden Gefäßen (Venen) zum linken Vorhof zurück transportiert.
Der Lungenkreislauf wird auch als **kleiner Kreislauf** bezeichnet.

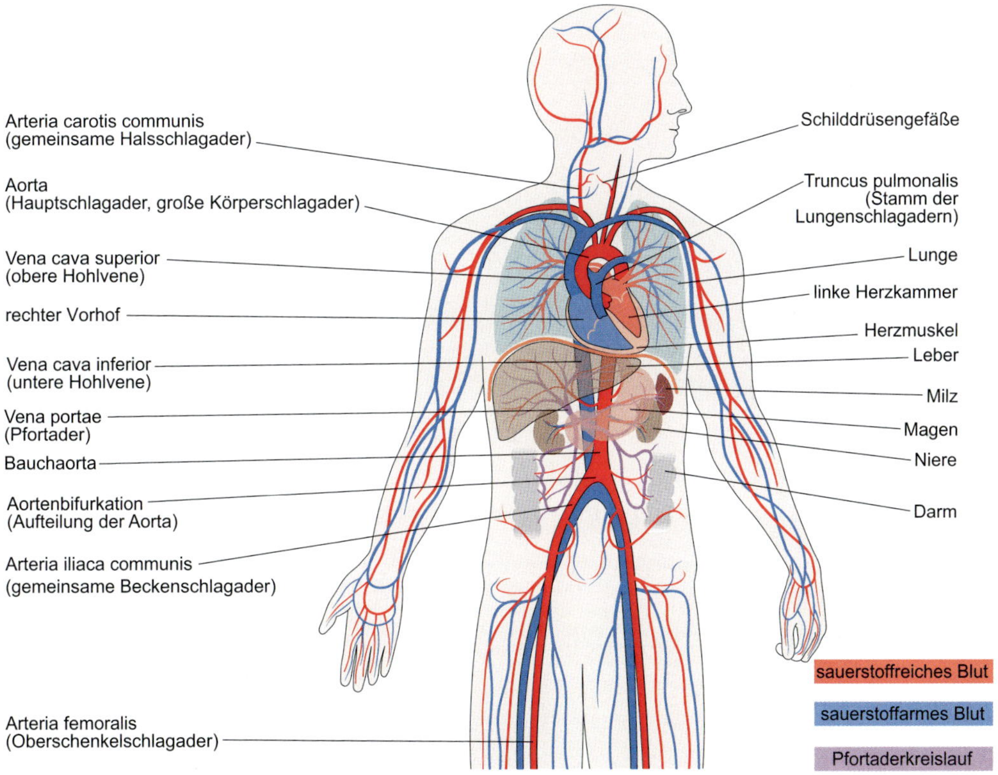

Abb. 1.6 Der Körperkreislauf und der Lungenkreislauf
[L190]

2 Beobachtung des Herz-Kreislauf-Systems

Die **Beobachtung** des Herz-Kreislauf-Systems ist eine **wichtige Aufgabe** für Pflegefachpersonen.
Beobachtung ist eine **Überwachungsmaßnahme.**
Durch genaues Beobachten gewinnt man Informationen über den Patienten.
Diese Informationen braucht man, um Entscheidungen für die Behandlung des Patienten zu treffen.

2.1 Wer braucht eine genaue Beobachtung?

Pflegefachpersonen führen eine **genaue Beobachtung des Herz-Kreislauf-Systems** durch bei:

- Aufnahme der Patienten
- Patienten mit Lungenerkrankungen
- Patienten mit Herzerkrankungen
- frisch operierten Patienten
- bewusstlosen Patienten
- Patienten mit eingeschränktem Bewusstsein
- Neugeborenen
- Frühgeborenen
- Patienten nach Herzinfarkt
- Patienten mit Hirnerkrankungen
- Patienten mit Diabetes mellitus oder Übergewicht
- schwer kranken Patienten
- Patienten auf Intensivstationen

2.2 Was beobachten Pflegefachpersonen?

Die genaue Beobachtung des Herz-Kreislauf-Systems machen Pflegefachpersonen immer gleich. Sie beachten Folgendes:

- **Wie schnell** schlägt der Puls? Ist er zu hoch? Ist er zu niedrig? Das Fachwort dafür heißt: **Pulsfrequenz.**
- **Wie fühlt** sich der Pulsschlag an? Weich? Kräftig? Hart? Das Fachwort dafür heißt: **Pulsqualität.**
- **Wie regelmäßig** schlägt der Puls? Gibt es Unterbrechungen oder Aussetzer? Oder schlägt er doppelt? Das Fachwort dafür heißt: **Pulsrhythmus.**
- Gibt es einen **Unterschied** zwischen der Pulsfrequenz und der Herzfrequenz?
- Wie **hoch** ist der **Blutdruck**?
- Gibt der Patient **Beschwerden** an? Zum Beispiel: Schwindel, Hitzegefühle oder Schmerzen in der Brust?
- Wie atmet der Patient?

Wie beobachten Pflegefachpersonen?

Die Messung vom **Puls** kann mit der **eigenen Hand** oder mit einem **Gerät** erfolgen. Wenn Sie Ihre eigene Hand benutzen, dann können Sie Veränderungen beim Rhythmus oder bei der Qualität des Pulses **spüren.** Bei Geräten wird nur die Frequenz des Pulses angezeigt.
Die Messung des **Blutdrucks** wird mit einem **Blutdruckmessgerät** gemacht. Es gibt elektrische Blutdruckmessgeräte. Und es gibt die traditionelle Methode mit dem Stethoskop. Bei der Messung mit dem Stethoskop können Veränderungen der Herzfrequenz gehört werden.

Außerdem beobachten Pflegefachpersonen:

- Wie fühlt sich der Patient? Hat er Schmerzen?
- Hat der Patient Probleme beim Gehen?
- Gibt der Patient Atemnot oder Probleme beim Atmen an?
- Hat der Patient Schmerzen im Brustbereich?
- Wie sieht die Hautfarbe aus? Blass? Blau? Gerötet?

Bei den meisten Patienten reichen Kontrollen von Puls und Blutdruck 1-mal bis 3-mal am Tag. Bei Patienten mit akuten Herzbeschwerden wird ein Überwachungsbogen angelegt. Sie messen häufiger Puls und Blutdruck. Sie fragen den Patienten auch öfter nach Beschwerden.
Bei schwerkranken Patienten können invasive Verfahren erforderlich sein. Zum Beispiel: *arterielle Blutdruckmessung.*

Bei allen **Gefäßerkrankungen** stehen folgende Beobachtungen im Vordergrund:

- Puls und Blutdruck messen. Die Messungen an beiden Armen durchführen: am rechten Arm und am linken Arm.
- Bei arteriellen Gefäßerkrankungen: Fußpulse, Durchblutung (Hauttemperatur und Hautfarbe), Motorik und Sensibilität, Schmerzen, schmerzfreie Gehstrecke, *Ulzerationen* (Geschwüre).
- Bei venösen und lymphatischen Gefäßerkrankungen: Umfang von Füßen und Beinen, Hautveränderungen und Ulzerationen.

Dokumentation

Das Aufschreiben der Beobachtungen ist wichtig. Das Fachwort dafür heißt: *Dokumentation.*
Die Dokumentation erfolgt in einer Verlaufskurve oder auf einem Überwachungsblatt. Und sie wird im Pflegebericht aufgeschrieben. Ein Beispiel ist:
Frau Müller hat geschwollene Unterschenkel. Nachts muss sie häufig auf die Toilette.

2.3 Das gesunde Herz-Kreislauf-System

Das Herz schlägt, ohne dass man daran denkt. Das gesunde Herz schlägt regelmäßig und kräftig.
Der Puls ist regelmäßig und kräftig.
Der Blutdruck ist im Normbereich.
Angst, Aufregung oder Stress können für kurze Zeit den Herzschlag beschleunigen. Das ist normal. Auch kurze Aussetzer oder Extraschläge kommen beim gesunden Menschen vor. Dies ist ungefährlich.
Das Fachwort für Extraschläge des Herzens heißt: **Extrasystolen.**

2.4 Puls

Die Beobachtung von Puls und Blutdruck gehört zu den wichtigsten Maßnahmen für Pflegefachpersonen.

Begriffserklärung

Pulsus ist Latein und heißt Stoß.
Die linke Herzkammer wirft Blut aus. Der Anstoß vom Blut an die Arterienwand ist als Puls spürbar.

Die Druckwelle breitet sich in den Arterien aus. Es gibt **Arterien,** die nah am Herzen sind und oberflächlich liegen. Man kann sie hören und spüren. Das ist der **zentrale Puls.**
Und es gibt Arterien, die weiter weg vom Herzen sind und oberflächlich liegen. Die kann man auch hören und spüren. Das ist der **periphere Puls.**

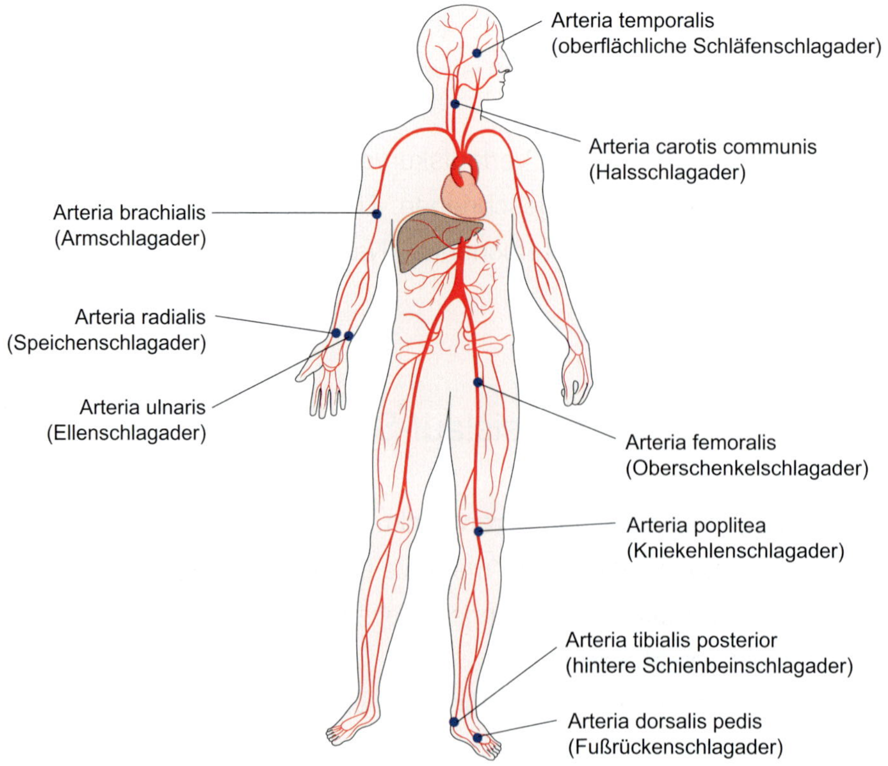

Abb. 2.1 Stellen, an denen der Puls gemessen wird.
[L138]

Der Puls ist ein **wichtiges Vitalzeichen.** Durch ihn erkennt man sofort Veränderungen des Herz-Kreislauf-Systems.
Bei einem Erwachsenen werden bei jedem Herzschlag etwa 70 Milliliter Blut in die Aorta ausgestoßen. Das nennt man **Herzschlagvolumen.**
Der Herzschlag breitet sich als **Pulswelle** in den Körper aus. Diese Pulswelle ist messbar.
Die Anzahl der tastbaren Pulswellen pro Minute nennt man **Pulsfrequenz.** Die Anzahl der Herzschläge pro Minute nennt man **Herzfrequenz.** Die Herzfrequenz misst man mit einem Stethoskop oder einem elektronischen Apparat.
Die normale Herzfrequenz liegt beim Erwachsenen zwischen 60 und 80 Schlägen pro Minute. Die Werte von Säuglingen, Kindern und Jugendlichen weichen ab.

Tab. 2.1 Normale Herzfrequenz bei Ruhe ohne Anstrengung

Alter	Normale Herzfrequenz pro Minute
Frühgeborenes	90–100
Neugeborenes	80–180
Säugling bis 1 Jahr	70–170
Kleinkind	70–130
Schulkind	70–110
Jugendliche	60–90
Erwachsene	60–80
Senioren	70–90

Der Puls wird immer bei der Aufnahme eines neuen Patienten gemessen. Der Puls wird auch zur Kontrolle der Vitalzeichen gemessen.
Bei folgenden Patienten wird der Puls mehr als einmal in der Schicht gemessen: Patienten mit Herz-Kreislauf-Erkrankungen, nach Operationen, nach Traumen oder nach der Einnahme von Medikamenten.

2

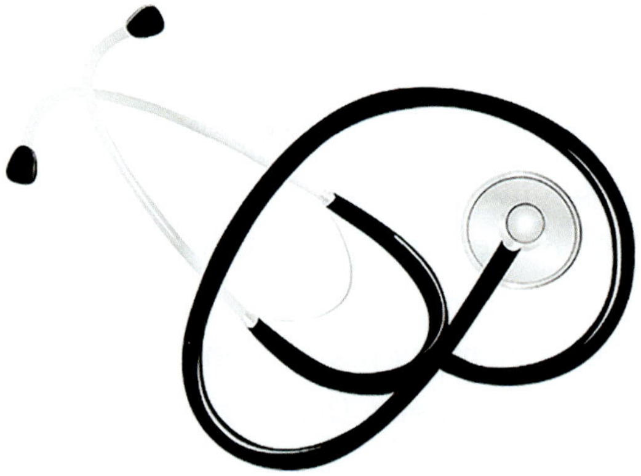

Abb. 2.2 Stethoskop. Es wird beim Pulsmessen und beim Blutdruckmessen verwendet. [J787]

Begriffserklärung

Herzfrequenz: Anzahl der Herzschläge pro Minute. Die Herzfrequenz misst man mit dem Stehthoskop oder Apparat.
Herzschlagvolumen: Blutmenge, die das Herz bei jedem Zusammenziehen (*Kontraktion*) des Herzmuskels auswirft. Die Kontraktion des Herzmuskels und das Auswerfen des Blutes nennt man **Systole.**
Herzzeitvolumen: Zur Berechnung wird das Schlagvolumen malgenommen mit der Schlagfrequenz.
Pulsfrequenz: Anzahl der Pulswellen pro Minute. Die Höhe der Pulsfrequenz ist abhängig vom Alter. Die Pulsfrequenz tastet man mit der Hand.
Pulsdefizit: Unterschied zwischen der Pulsfrequenz und der Herzfrequenz.
Pulsrhythmus: Schlagfolge des Herzens
Pulsqualität: Füllungszustand und Spannungszustand der Pulswelle

Wie misst man den Puls?

Der Puls kann **mit der Hand** gemessen werden. Und er kann **mit einem Gerät** gemessen werden.
Die Messung mit dem Gerät ist sehr **unzuverlässig.** Außerdem kann man dabei den Puls nicht spüren. Deshalb sollte die Pulsmessung immer mit der Hand durchgeführt werden.
Wenn die Pflegefachperson den Puls mit der Hand misst, dann nennt man das: *manuelle Pulsmessung.* Die Pflegefachperson beurteilt den Puls nach Frequenz, Rhythmus und Qualität.
Der Patient wird vor dem Messen des Pulses über die Maßnahme aufgeklärt.
Der Patient sollte beim Pulsmessen ruhig und entspannt sein, da sonst die Werte verfälscht werden können.

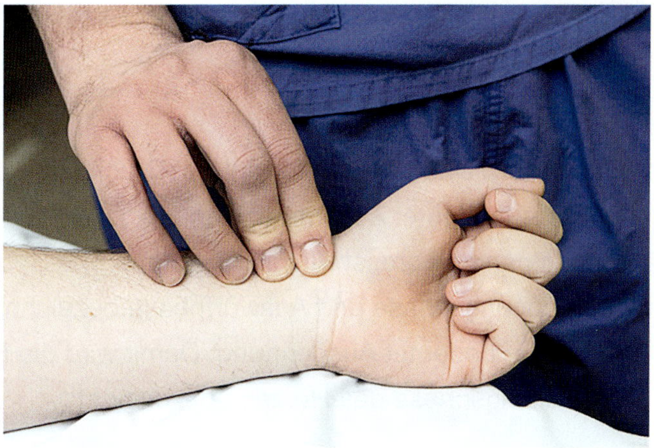

Abb. 2.3 Pulskontrolle am Handgelenk an der Arteria radialis
[K115]

Apparative Verfahren

Um die Herzaktivität durchgehend zu überwachen, werden apparative Verfahren angewandt. Dazu werden Elektroden am Brustkorb des Patienten befestigt. Der Patient wird dann an einen Überwachungsmonitor angeschlossen. Die Herzfrequenz wird durchgehend ermittelt.

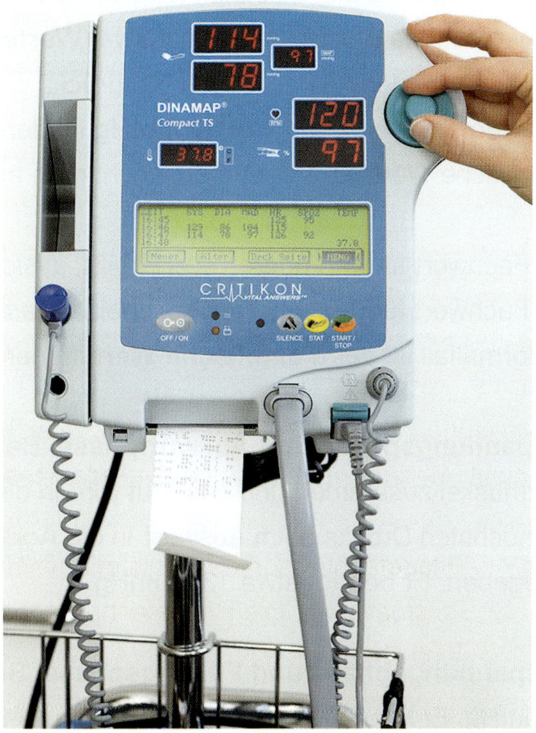

Abb. 2.4 Apparative Verfahren sind oft unzuverlässig beim Pulsmessen. Die Qualität und der Rhythmus können nicht gespürt werden.
[K115]

2.5 Blutdruck

Begriffserklärung

Blutdruck: Das strömende Blut übt Druck auf die Gefäßwand aus.
Systole: bedeutet Zusammenziehung. Der Herzmuskel zieht sich zusammen und presst Blut in die Arterie. Die Systole wird auch als Anspannungsphase und Auswurfphase bezeichnet.
Diastole: bedeutet Ausdehnung. Damit wird die Entspannungsphase und die Füllungsphase des Herzens bezeichnet.

Der Blutdruck ist abhängig

- vom Herzzeitvolumen.
- vom Strömungswiderstand in den körperfernen Gefäßen.
- von der zirkulierenden Blutmenge.

Die Blutdruckmessung wird mit **RR** abgekürzt. Diese Abkürzung geht auf den italienischen Arzt **R**iva-**R**occi zurück. Die Einheit wird in **mmHg** angegeben. Dabei steht Hg für Hydrargyrum, das chemische Element Quecksilber. Und mm steht für Millimeter. **mmHg** gibt also die Höhe der Quecksilbersäule in Millimetern an.
Der gemessene Blutdruck wird mit **zwei Werten** angegeben: dem systolischen Blutdruck und dem diastolischen Blutdruck.
Bei einem Blutdruck von **120/80 mmHg** ist der systolische Wert 120 und der diastolische Wert 80. Manchmal spricht man auch vom oberen Wert und unteren Wert.
Das Fachwort für den oberen Wert heißt: *systolisch.*
Das Fachwort für den unteren Wert heißt: *diastolisch.*
Im Normalfall ist der **diastolische Wert** immer **geringer** als der systolische.

Anspannungsphase und Auswurfphase: Bei der Systole zieht sich der Herzmuskel zusammen und das Blut wird in die Arterie gepresst. Der Augenblick des höchsten Drucks beim Auswurf in die Aorta wird durch den systolischen Druck angegeben. Er beträgt etwa 135 mmHg.

Entspannungsphase und Füllungsphase: Bei der Diastole beträgt der Druck etwa 80 mmHg. Er kennzeichnet den Mindestdruck im arteriellen Gefäßsystem. Wenn das Blut aus der linken Herzkammer in die Aorta gepumpt wird, dann nimmt deren

Umfang dadurch zu. Es kommt zu einer Dehnung. Die Dicke und die Elastizität der Aorta ermöglichen es, dass der hohe Druck vom Anfang etwas abgefangen wird. Danach flacht der Druck ein wenig ab. Das Blut kann durchgehend fließen. Das nennt man auch: Windkesselfunktion der Aorta. Während der Diastole sinkt der Druck auf 80 mmHg. Eine weitere Systole folgt. Der Druck steigt wieder an.

Der normale Blutdruck liegt beim Erwachsenen

- systolisch zwischen 100–139 mmHg.
- diastolisch zwischen 60–90 mmHg.

Tab. 2.2 Normaler Blutdruck bei Ruhe ohne Anstrengung

Alter	Blutdruck
Frühgeborene	45–50 mmHg (systolisch)
Neugeborene	70–80 mmHg (systolisch)
Säuglinge	65–85 mmHg (systolisch)
Kleinkinder	95/60 mmHg
Schulkinder (6–9 Jahre)	100/60 mmHg
Schulkinder (9–12 Jahre)	110/70 mmHg
Jugendliche/Erwachsene	120/80 mmHg
Ältere Menschen	140/90 mmHg

Beim Blutdruckmessen beobachten Sie **weitere Vitalzeichen.** Zum Beispiel: die Hautfarbe, das Bewusstsein, den Puls und das Allgemeinbefinden. So können Sie den Gesamtzustand des Patienten erfassen. Und Sie können die Werte richtig interpretieren.
Ein Mensch mit einem niedrigen Blutdruck kann zum Beispiel kalte, blasse Extremitäten haben. Oder er klagt über Übelkeit und Schwindelgefühle. Symptome eines hohen Blutdrucks sind eine gerötete Gesichtshaut und Kopfschmerzen.

Wie misst man den Blutdruck?

Es gibt verschiedene Möglichkeiten, um den Blutdruck zu messen. Die **indirekte auskultatorische** Methode ist die häufigste Methode.

Begriffserklärung

indirekt: ohne Einflussnahme, über einen Umweg
direkt: ohne Zwischenschritte oder Umweg
Auskultation: Abhören, zum Beispiel mit dem Stethoskop
invasiv: In den Körper oder die Organe eindringen oder eingreifen. Operationen sind invasiv.

Für die indirekte auskultatorische Methode wird Folgendes benötigt:

- Blutdruckmessgerät
  - nach Riva-Rocci: Blutdruckmanschette, die an ein Messinstrument in Form einer Quecksilbersäule angeschlossen ist.
  - nach Recklinghausen: Druckmanschette, die an ein Manometer angeschlossen ist.
- Stethoskop: Es erfasst und deutet den Schall vom Herzen.
- Blutdruckmanschette: mit Hakenverschluss oder mit Klettverschluss. Die Manschetten gibt es in verschiedenen Größen. Wählen Sie die passende Größe abhängig vom Armumfang und der Länge des Oberarms. Die Manschette sollte in ihrer Breite etwa zwei Drittel vom Oberarm des Patienten umschließen.

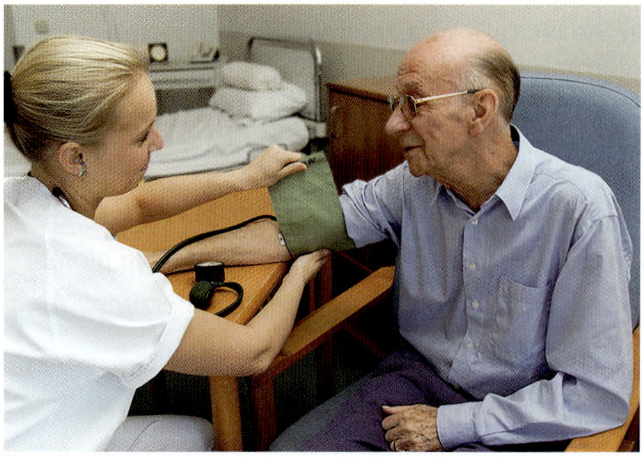

Abb. 2.5 Blutdruckmanschette anlegen [K115]

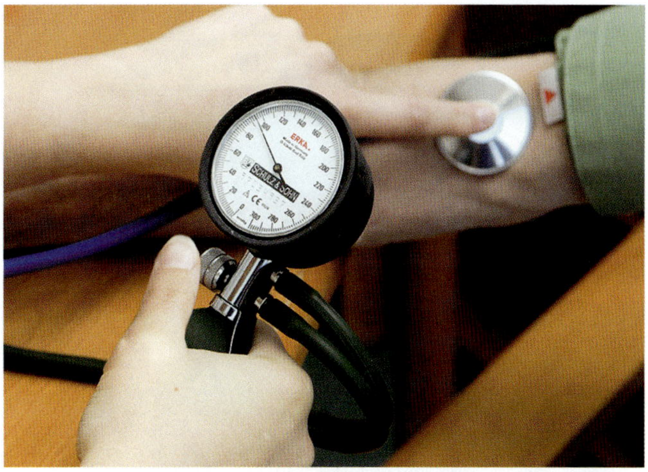

Abb. 2.6 Auskultatorisches Blutdruckmessen [K115]

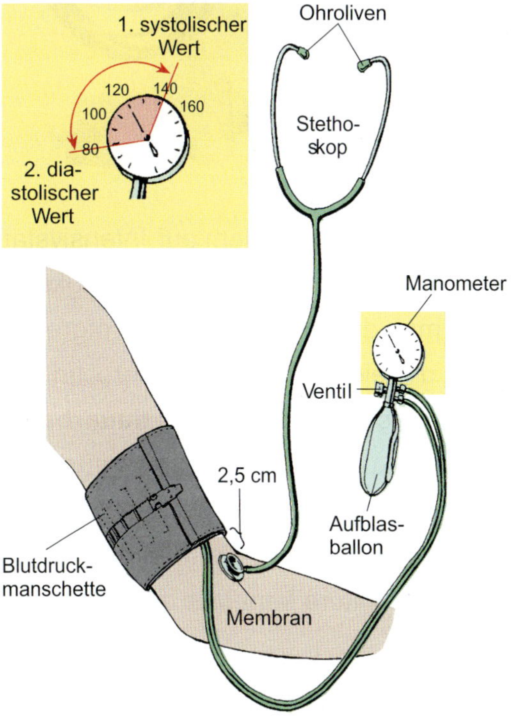

Abb. 2.7 Blutdruckmessen nach Recklinghausen [L190]

Eine weitere Möglichkeit ist die **elektronische Messung.** Hier verbindet man ein elektronisches Gerät mit einer Oberarmmanschette oder mit einer Handgelenksmanschette. Es ist eine sehr einfache Methode. Viele Menschen überprüfen damit zu Hause ihre Blutdruckwerte.

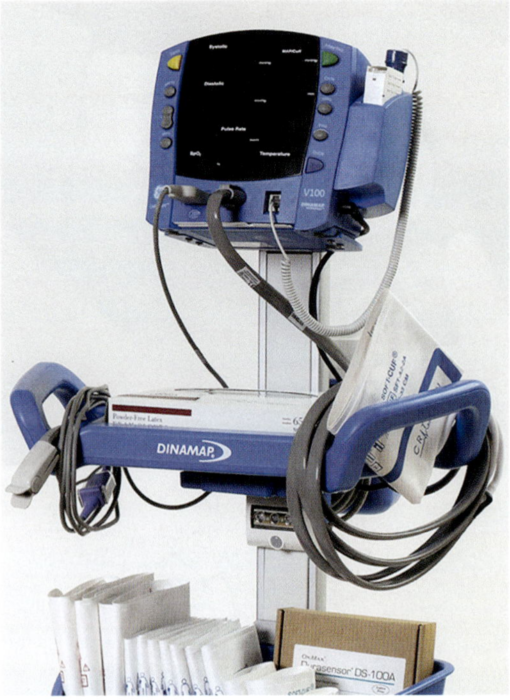

Abb. 2.8 Elektronisches Blutdruckmessgerät [V409]

In Kliniken und vor allem auf Intensivstationen erfolgt die Messung über ein **Monitorgerät.** Hier kann die Häufigkeit der Messung eingestellt werden. Außerdem kann man die sogenannten Alarmgrenzen einstellen. Dann gibt es ein Alarmsignal, wenn der eingestellte Wert überschritten oder unterschritten wird.

Die Manschette ist meistens **dauerhaft** am Arm des Patienten. Die **Gefahr eines Dekubitus (Druckgeschwür)** steigt dadurch. Deshalb sollte der Arm regelmäßig gewechselt werden. Die Pflegefachperson kontrolliert den Arm auf Hautveränderungen. Sie fragt den Patienten nach Druckschmerzen.

Um die Monitore benutzen zu dürfen, ist eine Einweisung erforderlich.

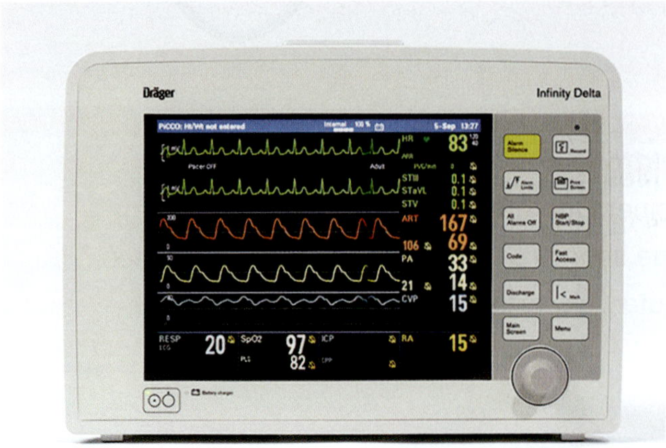

Abb. 2.9 Monitorgerät [V749]

Auf Intensivstationen gibt es noch die **invasive direkte** Methode, um den Blutdruck zu messen.
Eine Sonde liegt direkt in der Arterie und misst den Blutdruck. Die Werte werden auf dem Monitor angezeigt.

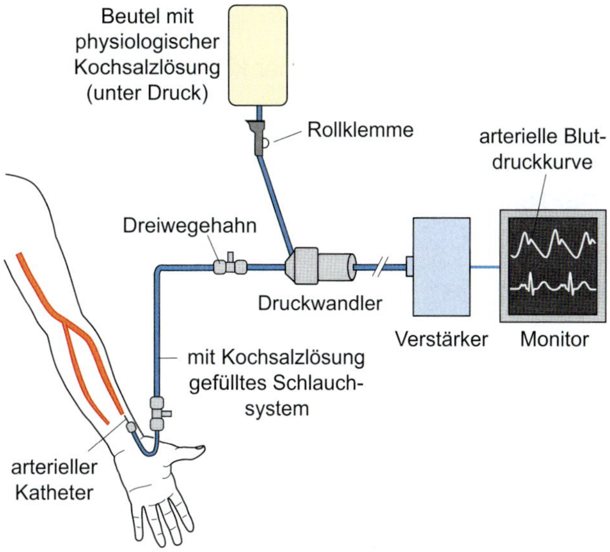

Abb. 2.10 Arterielle Blutdruckmessung [L143]

Der Blutdruck wird bei der Aufnahme eines neuen Patienten gemessen. Und mindestens einmal pro Schicht. Folgende Patienten brauchen eine **genaue Kontrolle** des Blutdrucks:

- Patienten mit Herz-Kreislauf-Erkrankungen. Oder mit Schwankungen der Blutdruckwerte.
- Patienten nach Operationen, Flüssigkeitsverlusten, Schock oder Traumen.
- Wenn die Patienten Medikamente einnehmen, die das Herz-Kreislauf-System beeinflussen.

Wie häufig gemessen werden soll, das ordnet der Arzt an. Wenn der Patient **Beschwerden** angibt, dann ist die **Messung von Blutdruck und Puls** immer die **erste Handlung** der Pflegefachperson.

Vorbereitung

- Auswahl des Materials.
- Der Patient sollte liegen oder sitzen.
- Die Messung erfolgt immer am gleichen Arm.
- Wenn der Patient sich vorher körperlich angestrengt hat, dann erst 10 Minuten warten.
- Geräusche vermeiden. Zum Beispiel Fernseher, Radio, Gespräche.
- Der Patient wird über die Maßnahme informiert.

Durchführung

- Enge Kleidung entfernen.
- Den Arm des Patienten in Herzhöhe positionieren.
- Das Ventil des Blutdruckgerätes öffnen.
- Die Manschette luftleer passend anlegen.
- Die Gummischläuche müssen obenauf liegen.
- Zwischen dem Rand der Manschette und der Ellenbeuge besteht ein Zwischenraum von 2–3 Zentimetern.
- Das Ventil des Blutdruckgerätes schließen.
- Das Stethoskop in der Ellenbeuge über der *Arteria brachialis* aufsetzen.
- Den Radialispuls fühlen.
- Die Manschette bei geschlossenem Ventil aufpumpen, bis der Puls nicht mehr fühlbar ist.
- Dann noch etwas mehr aufpumpen, etwa 20–30 mmHg.
- Das Stethoskop in der Ellenbeuge platzieren und festhalten.
- Das Ventil mit der anderen Hand langsam öffnen.
- Den Druck langsam ablassen.
- Den ersten hörbaren Ton ablesen (*systolischer Wert*). Die Geräusche weiterverfolgen, bis der letzte Ton hörbar ist (*diastolischer Wert*).
- Die Luft komplett ablassen. Dann die Manschette abnehmen.

Praxistipp

Aufpumpen der Blutdruckmanschette

Wenn man den Radialispuls vor dem Messen ertastet, dann kann die Manschette bestmöglich aufgepumpt werden. Sobald der Puls nicht mehr tastbar ist, kann mit dem Aufpumpen aufgehört werden.

Oft wird zu stark aufgepumpt. Das führt beim Patienten zu Schmerzen im Oberarm.

Wo misst man den Blutdruck?

Normalerweise wird der Blutdruck am **Oberarm** gemessen. Manchmal muss der Blutdruck aber am Oberschenkel oder Unterschenkel gemessen werden. Zum Beispiel bei Hautverletzungen oder bei Gefäßverschlüssen an beiden Oberarmen.

Merkhilfe

Wann darf nicht am Oberarm gemessen werden?

Eine Blutdruckmanschette darf nicht am Oberarm angelegt werden:

- nach einer Brustamputation (Mamma ablatio)
- bei Lymphödem (Flüssigkeitsansammlung zwischen den Zellen)
- bei einem Shunt (arteriovenöse Gefäßverbindung bei Dialyse)
- bei Gefäßzugängen und Kathetern
- bei Lähmungen des betroffenen Arms
- bei einem Gips

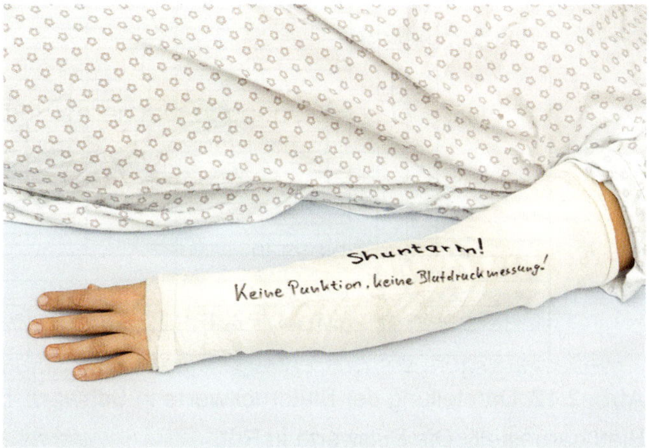

Abb. 2.11 Beim Shunt darf an diesem Arm nicht Blutdruck gemessen werden. [K115]

2

Merkhilfe

Welche Fehler führen zu falschen Werten?

Folgende Gründe können zu falschen Blutdruckwerten führen:

- Messung direkt nach Anstrengung oder bei Aufregung des Patienten
- enge Kleidung
- falsche Manschettengröße
- Anlegen einer Manschette, die noch mit Luft gefüllt ist
- zu schnelles oder zu langsames Ablassen des Manschettendrucks
- laute Geräusche
- unruhiger Patient

Der Patient wird über das Ergebnis informiert. Wenn nötig, wird er beim Ankleiden unterstützt.
Das Gerät und das Stethoskop werden desinfiziert.
Anschließend erfolgt die Dokumentation der Werte. Die Dokumentation kann auf zwei Arten erfolgen. Entweder werden die Werte in Ziffern aufgeschrieben. Dabei wird der systolische Wert vom diastolischen Wert durch einen Schrägstrich getrennt. Zum Beispiel: 120/80. Oder die Dokumentation erfolgt grafisch. Bei Abweichungen von der Norm wird der Arzt informiert.

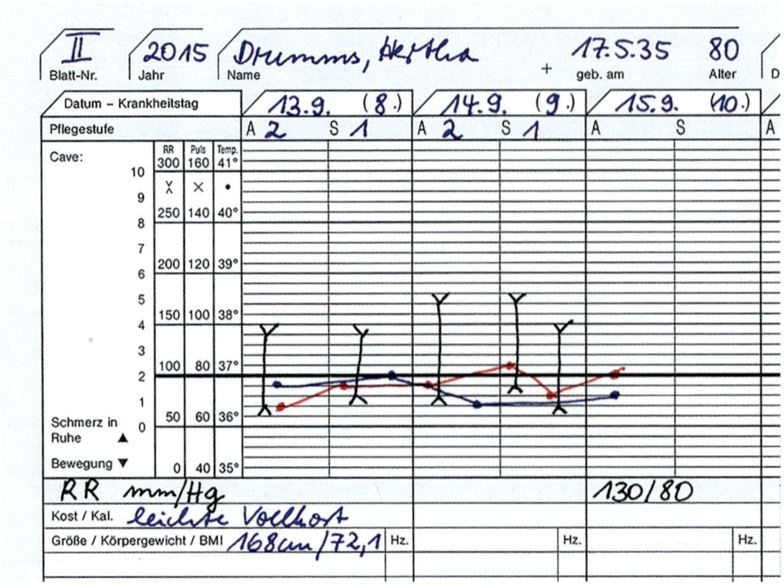

Abb. 2.12 Darstellung der Blutdruckwerte in Schwarz. Die Temperaturwerte werden hier in Blau dargestellt. Die Pulswerte in Rot.
[V161]

Gesunde Abweichungen

Es gibt natürliche Abweichungen beim Blutdruck. Das Fachwort für natürlich heißt: *physiologisch.*
Zum Beispiel:

- **Lebensalter.** Zum Beispiel haben Säuglinge und Kinder einen niedrigeren Blutdruck.
- Körperliche **Aktivität.** Bei körperlicher Anstrengung steigt der Blutdruck. Im Schlaf sinkt er.
- **Gefühle.** Ärger und Stress führen zu erhöhtem Blutdruck.
- Atmung, Nahrungsaufnahme, Tagesrhythmus können den Blutdruck kurzzeitig erhöhen.

Wo misst man den Puls?

Der Puls lässt sich am besten tasten, wenn die Arterie gegen einen Widerstand gedrückt werden kann. Zum Beispiel gegen einen Knochen, einen Muskel oder eine Sehnenplatte.

Normalerweise misst man den Puls am Handgelenk, und zwar an der *Arteria radialis.* Zur Pulsmessung werden Zeigefinger, Mittelfinger und Ringfingerkuppe genutzt. Legen Sie diese nahe an die Innenseite des Handgrundgelenks und Daumengrundgelenks und längs der Speiche. Durch leichten Druck lässt sich die *Arteria radialis* gegen die Sehnenplatte pressen. Dann ist die Druckwelle tastbar.
Das Fachwort für tastbar heißt: *palpierbar.*
Das Zählen beginnt mit dem ersten Schlag (0). Es dauert **15 Sekunden.** Der ermittelte Wert wird mit **4 malgenommen.** Das Ergebnis ist die Zahl der Pulsschläge pro Minute. Als Material wird eine Uhr mit Sekundenzeiger benötigt. Die Werte werden dokumentiert. Bei Abweichungen wird noch einmal über eine volle Minute gezählt. Dann wird der Arzt informiert.

Den zentralen Puls findet man an den großen, herznahen Gefäßen. Zum Beispiel an der *Arteria communis carotis,* also dem seitlichen Halsdreieck. Oder an der *Arteria fermoralis,* also der Leiste. An diesen Gefäßen wird der Puls meistens gemessen, wenn ein peripherer Puls nicht getastet werden kann. Zum Beispiel beim Schock. Bei Säuglingen empfiehlt sich die Messung an der Schläfe, also der *Arteria temporalis.*

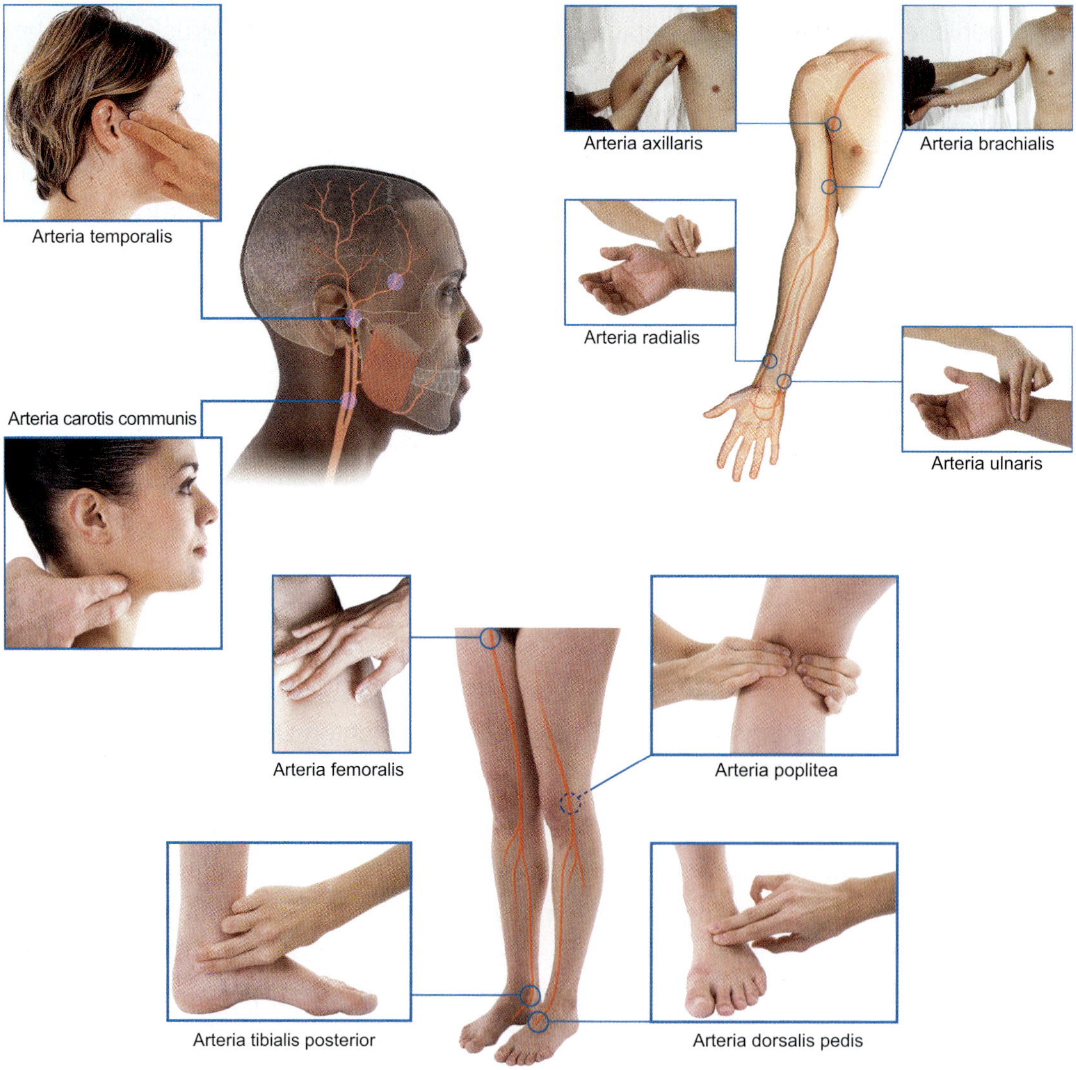

Abb. 2.13 Stellen am Körper zum Pulsmessen [E580]

Merkhilfe

Messfehler

Messfehler entstehen, wenn Pflegefachpersonen beim Fühlen vom Puls den Daumen benutzen. Dann wird die eigene Pulswelle mit der Pulswelle des Patienten verwechselt.
Falsche Werte beim Messen können auch entstehen durch: zu festen Druck oder zu leichten Druck.
Bei den Apparaten können Messfehler auftreten, wenn die Elektroden nicht richtig kleben. Oder wenn der Patient unruhig ist.

Die Pulswerte sind abhängig vom Alter. Sie entsprechen den Werten der Herzfrequenz. Diese Werte stehen in der Tabelle 2.1 im Kapitel 2.4.
Der gesunde Pulsrhythmus ist gleichmäßig.
Die gesunde Pulsqualität erkennt man an diesen Eigenschaften: an einem leicht zu ertastenden Puls und an einer gut gefüllten Arterie.
Die Dokumentation der Pulsmessung erfolgt in der Patientenkurve. Wenn Veränderungen erkennbar sind, dann müssen diese dokumentiert werden.

Praxistipp

Zählung bei Abweichungen

Gibt es Störungen beim Rhythmus, bei der Frequenz oder bei der Qualität des Pulses? Dann messen Sie den Puls eine Minute lang. Zum Beispiel bei einem sehr langsamen oder bei einem unregelmäßigen Puls.
Zur Kontrolle können Sie auch den Puls am anderen Handgelenk messen.
Manchmal lässt sich der Puls an einem peripheren Gefäß nicht auffinden. Dann kann die Pulskontrolle auch zentral an der *Arteria carotis,* also an der Halsschlagader durchgeführt werden. Holen Sie zur Unterstützung eine erfahrene Pflegefachperson dazu. Die ermittelten Werte werden sofort dem Arzt mitgeteilt.

Gesunde Abweichungen

Es gibt *physiologische* Abweichungen bei der Herzfrequenz. Zum Beispiel:

- **Alter:** Säuglinge und Kinder haben eine höhere Frequenz.
- **Geschlecht:** Frauen haben einen leicht höheren Puls als Männer.
- **Gefühle:** Aufregung, Angst, Stress, Freude steigern die Frequenz.
- **Genussmittel:** Kaffee und Nikotin erhöhen den Puls.
- Geringere Konzentration von Sauerstoff erhöht den Puls. Zum Beispiel im Gebirge (**Höhe**).
- **Sport** erhöht den Puls kurzfristig. Trainierte Menschen haben einen niedrigeren Puls.

2.6 Veränderungen vom Herz-Kreislauf-System

Oft sind Veränderungen vom Puls und Blutdruck **normale Reaktionen.** Zum Beispiel haben wir einen **hohen Puls** bei Aufregung oder Angst. Beim Sport steigen unser Blutdruck und unser Puls an.
Veränderungen vom Puls und Blutdruck können aber auch auf **Krankheiten** hinweisen.

Situation des Patienten

Erkrankungen des Herzens können sofort auftreten. Das Fachwort dafür heißt: *akut.* Oder sie haben einen andauernden Verlauf. Das Fachwort dafür heißt: *chronisch.* Sie können aber immer schnell **lebensbedrohlich** werden.
Akut Herzkranke werden auf einer Überwachungsstation oder Intensivstation mit einem Überwachungsmonitor andauernd überwacht. Auf der Allgemeinstation werden Patienten mit tragbaren Blutdruckmessgeräten je Schicht überwacht. Dadurch können plötzliche Veränderungen rechtzeitig erkannt werden. Und sie können behandelt werden. Zum Beispiel Herzrhythmusstörungen.
Pflegefachpersonen kontrollieren regelmäßig die Vitalzeichen des Patienten. Sie beobachten sein Befinden. Sie erkundigen sich nach Beschwerden. Und sie unterstützen den Patienten bei seinen Einschränkungen.

Notfall

Vorsicht! Ein **kardiologischer** Patient klagt möglicherweise immer über dieselben Beschwerden. Zum Beispiel: Atemnot, Herzklopfen, Herzstolpern, Schmerzen in der Brust. Die Beschwerden können sich aber auch verändern. Oder es kommen neue Beschwerden dazu. Nehmen Sie die Beschwerden immer ernst, weil sie jederzeit auf eine Verschlechterung hinweisen können!

Viele Herzpatienten haben Angst. Die Angst betrifft die Gesundheit. Aber sie betrifft auch die Situation in der Familie oder im Beruf.
Die Pflegefachpersonen helfen dem Patienten durch Gespräche. Sie beziehen ihn aktiv in alle Maßnahmen ein. Sie beraten den Patienten zu einem gesundheitsfördernden Verhalten.

Puls

Tachykardie

Begriffserklärung

Tachykardie bedeutet: erhöhte Herzfrequenz.

Wenn das Herz beim Erwachsenen schneller als 100 Schläge pro Minute schlägt, dann spricht man von **Tachykardie.**
Ursachen für krankhafte *(pathologische)* Tachykardien sind:

- Herz-Kreislauf-Erkrankungen, Schock
- starke Schmerzen
- Blutverluste und Flüssigkeitsverluste
- starke Durchfälle
- gesteigerter Stoffwechsel aufgrund von Hormonveränderungen, zum Beispiel *Hyperthyreose* (Schilddrüsenüberfunktion)
- Vergiftungen
- medikamentöse Therapie

Eine Tachykardie kann auch durch Fieber ausgelöst werden. Bei Fieber ist der Stoffwechsel erhöht. Pro 1 Grad Temperaturanstieg erhöht sich die Herzfrequenz um 8–12 Schläge pro Minute.

Bradykardie

Begriffserklärung

Bradykardie bedeutet: verlangsamte Herzfrequenz.

Wenn das Herz beim Erwachsenen weniger als 60 Schläge pro Minute schlägt, dann spricht man von **Bradykardie.**
Ursachen für krankhafte *(pathologische)* Bradykardien sind:

- Störungen in der **Herzregungsleitung**
- Steigerung des Hirndrucks
- Schädigung des zentralen Nervensystems
- Herz-Kreislauf-Erkrankungen
- Elektrolytentgleisungen, zum Beispiel zu viel Kalium im Blut
- Stoffwechselstörungen wie *Hypothyreose* (Schilddrüsenunterfunktion)
- Medikamente
- Unterkühlung

Merkhilfe

Beim Legen einer **Magensonde** oder beim Absaugen in der Luftröhre kann es zu einer Bradykardie kommen. Das Fachwort für in der Luftröhre heißt: *endotracheal.*
Das geschieht durch Reizung des *Vagusnervs.* Das ist der 10. Hirnnerv.
Im schlimmsten Fall kann es sogar zu einem Herzstillstand *(Asystolie)* kommen.

Lebensbedrohliche Veränderungen der Herzfrequenz

Bei folgenden **Notfallsituation**en sind unverzüglich der Arzt und das Pflegeteam zu informieren, um eine **Reanimation** einzuleiten:

- **Vorhofflattern** und **Kammerflattern**
- **Vorhofflimmern** und **Kammerflimmern**
- **Asystolie** (Pulslosigkeit, Herzstillstand)

Vorhofflattern oder Kammerflattern bedeutet: eine erhöhte Herzfrequenz mit Werten größer als 250–400 Kontraktionen pro Minute.
Die Leistung des Herzens sinkt. Bis hin zum Kreislaufschock und Übergang in **Kammerflimmern.** Der Puls ist nicht mehr tastbar oder messbar.
Vorhofflimmern oder Kammerflimmern bedeutet: 300–400 Flimmerbewegungen der Vorhöfe pro Minute. Oder völlige ungleichmäßige Tätigkeit der Kammern bis zum Herz-Kreislauf-Stillstand. Der Puls ist nicht mehr tastbar oder messbar.
Asystolie bedeutet, dass weder peripher noch zentral ein messbarer Puls da ist. Asystolie wird auch als Pulslosigkeit oder Herzstillstand bezeichnet.

Pulsqualität

Begriffserklärung

Pulsspannung ist der Druck der Pulswelle an der Gefäßwand.

Im Gegensatz zur Herzfrequenz lässt sich die Qualität des Pulses nicht immer so leicht ertasten. Man braucht viel Übung, um die feinen Unterschiede in der Pulsspannung wahrzunehmen. *Physiologisch* ist ein gut gefülltes Blutgefäß mit nicht zu hartem Widerstand und nicht zu schwach tastbarem Puls. Die Härte der Pulswelle ist abhängig von der Kontraktion der Kammer, also dem systolischen Blutdruck. Die Füllung beschreibt die **Blutmenge** im Gefäß abhängig vom Herzschlagvolumen.

Abweichungen der Pulsqualität können folgendermaßen zu spüren sein:

- **Druckpuls:** sehr hart, verlangsamt. Zum Beispiel bei Schädel-Hirn-Trauma.
- **harter Puls:** schwer oder kaum unterdrückbar. Zum Beispiel bei hohem Blutdruck.
- **weicher Puls:** sehr leicht unterdrückbar, schwach tastbarer Puls. Zum Beispiel bei Herzerkrankungen wie Herzinsuffizienz oder niedrigem Blutdruck.
- **kleine Gefäßfüllung:** schwach tastbarer Puls. Zum Beispiel bei niedrigem Blutdruck.
- **fadenförmiger Puls:** sehr schwach, schnell, kaum tastbar. Zum Beispiel im Schock.

Pulsrhythmus

Veränderungen vom Pulsrhythmus werden auch **Herzrhythmusstörungen** genannt. Der regelmäßige und normale Herzschlag wird vom **Sinusknoten** (im rechten Herzvorhof) gesteuert. Deshalb wird der normale Herzschlag auch **Sinusrhythmus** genannt. Der Pulsrhythmus ist gut tastbar. Mit einem apparativen Verfahren ist er auch hörbar. Er gibt Auskunft über die Schlagfolge des Herzens.

Veränderungen vom Pulsrhythmus sind:

- **Arrhythmie**: Herzrhythmusstörung. Das Herz schlägt **unregelmäßig.**
- **Tachyarrhythmie**: Herzrhythmusstörung. Die Herzfrequenz ist zu **schnell.**
- **Bradyarrhythmie**: Herzrhythmusstörung. Die Herzfrequenz ist zu **langsam.**
- **Absolute Arrhythmie**: Beschleunigte und absolut unregelmäßige Schlagfolge. Tritt häufig auf bei Erregungsleitungsstörungen und Erregungsbildungsstörungen.
- **Extrasystole**: Zusätzlicher Herzschlag zum normalen Herzrhythmus. Das wird auch als Herzstolpern wahrgenommen. Der Auslöser kann in der Kammer (ventrikuläre Extrasystole) oder im Vorhof (supraventrikuläre Extrasystole) liegen.
- **Bigeminus**: Zwillingspuls. Zwei dicht aufeinanderfolgende Herzschläge mit anschließender Pause. Der Zwillingspuls tritt typischerweise auf bei einer Überdosierung von Digitalis. Digitalis ist ein herzkraftstärkendes Medikament.
- **AV-Block**: Teilweise oder vollständige Blockierung der Erregungsleitung am Atrioventrikularknoten.

Praxistipp

Bei Kindern treten Herzrhythmusstörungen häufig auf. Oft sind diese aber nicht krankhaft.

Blutdruck

Hypotonie

Begriffserklärung

Hypotonie bedeutet eine **Unterschreitung** des normalen Blutdrucks.
Hypo bedeutet unter.

Bei Erwachsenen spricht man von einer **Hypotonie,** wenn der systolische Blutdruck **kleiner** als 90 mmHg ist.

Ursache

Einen **niedrigen Blutdruck** mit natürlicher Ursache (= *physiologische Hypotonie*) hat man: im Schlaf, bei Hunger oder bei Sportlern im Ruhezustand.
Wenn ein Mensch lange liegt und dann rasch aufsteht, dann spricht man von **orthostatischer Hypotonie.** Daher ist es immer wichtig, dass Patienten langsam aufstehen. Pflegefachpersonen achten dabei immer auf die Vitalzeichen.

Die *pathologische Hypotonie* (niedriger Blutdruck mit krankhafter Ursache) wird unterschieden in:

- sekundäre Hypotonie
- essenzielle Hypotonie

Die sekundäre Hypotonie entsteht durch: Herz-Kreislauf-Erkrankungen, Blutungen, Operationen, Unfälle und Schock.
Bei der essenziellen Hypotonie sind keine erkennbaren Ursachen vorhanden.

Symptome

Symptome für Hypotonie sind:

- Schwindel
- Tachykardie
- Blässe
- kaltschweißige Haut

Die Patienten klagen meist über folgende Symptome: Abgeschlagenheit, morgendliche „Anlaufschwierigkeiten", Leistungsschwäche, Konzentrationsschwäche und Schwindel mit Schwarzwerden vor den Augen. Kurze Bewusstlosigkeit ist möglich. Häufig sind auch: depressive Verstimmungen, Frösteln und Blässe.
Bei der primären Hypotonie handelt es sich sehr häufig um sehr schlanke Kinder, Jugendliche oder junge Frauen. Sie haben einen unauffälligen Untersuchungsbefund. Bei den sekundären Hypotonieformen stehen die Befunde der Grunderkrankung im Vordergrund.
Die Diagnose wird gestellt durch mehrfache Blutdruckmessungen und den **Schellong-Test**.

Notfall

Bei einem niedrigen Blutdruck besteht immer die Gefahr eines Kreislaufkollapses. Das bedeutet: Der Patient wird **plötzlich bewusstlos** und kann stürzen.

Maßnahmen bei einem drohenden Kreislaufkollaps sind:

- Den Patienten vorsichtig in eine liegende Position bringen, um Verletzungen zu vermeiden.
- Den Puls fühlen. Bei Tachykardie die Beine anheben oder hochlagern. Das machen Sie auch, wenn der Patient wieder bei Bewusstsein ist.
- Wenn der Patient nicht innerhalb von Sekunden wieder zu Bewusstsein kommt, dann ergreifen Sie Notfallmaßnahmen.
- Den Patienten ansprechen und beruhigen.
- Den Arzt informieren.
- Regelmäßig den Blutdruck und den Puls kontrollieren.
- Dokumentieren.

Diagnose

Um eine Diagnose zu stellen, werden der **Schellong-Test** und die Kipptischuntersuchung gemacht.
Normalerweise sinkt der Blutdruck beim Übergang vom Liegen zum Stehen kaum. Bei gestörter Regulation kann es zur **orthostatischen Hypotonie** bis zur *Synkope* (Ohnmacht) kommen.

Begriffserklärung

Orthostatische Hypotonie: Blutdruckregulationsstörung mit zu starkem Blutdruckabfall im Stehen. Es treten auf: Schwindel, Schwarzwerden vor Augen und andere Beschwerden bis zur Synkope. Der Blutdruck in Ruhe kann sein: zu niedrig, normal oder erhöht.
Hypotonie: Dauerhafte Blutdruckerniedrigung unter die altersentsprechenden Normwerte. Selten aufgrund einer Krankheit. Kommt vor bei bestimmten Grunderkrankungen. Und bei alten Menschen.

Das Prinzip ist bei Schellong-Test und Kipptischuntersuchung gleich.
Der Patient liegt. Danach soll er aufstehen oder er wird in die Vertikale (Senkrechte) gekippt. Je nach Untersuchung soll der Patient sich nach 10–45 Minuten wieder hinlegen. Oder er wird ins Liegen zurückgekippt.
Während der gesamten Zeit werden seine **Vitalzeichen** kontrolliert.
In der Regel wird zuerst der Schellong-Test gemacht. Nur wenn dieser keine Klarheit über die Ursache der Synkopen bringt, dann erfolgt die Kipptischuntersuchung. Diese ist aufwendiger als der Schellong-Test.
Schellong-Test und Kipptischuntersuchung werden häufig von einer spezialisierten Pflegefachperson durchgeführt. Wichtig sind die **engmaschige Pulskontrolle und Blutdruckkontrolle.** Bei der Kipptischuntersuchung ist die Sicherung des Patienten durch Gurte wichtig.

Behandlung

Bei der sehr häufigen, harmlosen primären Hypotonie reichen blutdruckregulierende Allgemeinmaßnahmen:

- Bewegung
- Wechselduschen
- Medikamente sollten nur ausnahmsweise eingesetzt werden. Zum Beispiel Effortil®.

Bei symptomatischen Hypotonien wird möglichst die ursächliche Erkrankung behandelt.

Prävention und Gesundheitsberatung von Hypotonien:

- Gefäßtraining durch: Wechselduschen, Bürstenmassagen, klimatische Reize.
- Regelmäßige körperliche Bewegung.
- Viel Trinken, sofern keine *Kontraindikation* (Gegenanzeige) besteht.

- Kein abruptes Aufstehen aus dem Liegen. Zuerst Aufsetzen und Kreisen mit den Füßen.
- Bei längerem Stehen: Wippen auf dem Zehenballen, Betätigung der Bauchpresse oder andere Muskelbetätigung.

Hypertonie

Begriffserklärung

Hypertonie bedeutet: eine Überschreitung des normalen Blutdrucks.
Hyper bedeutet über.

Bei Erwachsenen spricht man von einer Hypertonie, wenn der **systolische Blutdruck** größer als 140 mmHg ist.

Ursache

Einen **hohen Blutdruck** mit natürlicher Ursache hat man bei: körperlicher Anstrengung, Erregung, Wut und Schmerzen.
Das Fachwort für einen hohen Blutdruck mit natürlicher Ursache heißt: *physiologische Hypertonie.*

Die *pathologische Hypertonie* (hoher Blutdruck mit krankhafter Ursache) wird unterschieden in:

- sekundäre Hypertonie
- essenzielle Hypertonie

Die sekundäre Hypertonie entsteht durch:

- Nierenerkrankungen.
- Gefäßverkalkungen. Das Fachwort heißt: **Arteriosklerose.**
- Lungenerkrankungen.
- Übergewicht. Das Fachwort heißt: *Adipositas.*
- hormonelle Veränderungen.

Bei der essenziellen Hypertonie sind keine erkennbaren Ursachen vorhanden.

Symptome

Symptome für Hypertonie sind:

- Druck im Kopf
- Kopfschmerzen
- Ohrensausen
- Sehstörungen
- roter Kopf
- Atemnot

Die Weltgesundheitsorganisation (WHO) legt die Einteilung der Blutdruckwerte fest. Bei über 60 Jahre alten Menschen sind leicht erhöhte Blutdruckwerte in Ordnung, aber nicht normal.

Tab. 2.3 Einteilung der Blutdruckwerte

Kategorie	systolisch (mmHg)	diastolisch (mmHg)
bestmöglich	kleiner 120	kleiner 80
normal	120–129	80–84
hoch normal	130–139	85–89
Grad 1 Hypertonie (leicht)	140–159	90–99
Grad 2 Hypertonie (mittelschwer)	160–179	100–109
Grad 3 Hypertonie (schwer)	größer 180	größer 110
Isolierte systolische Hypertonie	größer 140	kleiner 90

Ein über lange Zeit erhöhter Blutdruck ist häufig die Ursache für viele verschiedene Krankheiten. Zusätzliche **Risikofaktoren** steigern das Risiko von Erkrankungen des Herz-Kreislauf-Systems. Zum Beispiel: Übergewicht, Diabetes oder Rauchen.

Je länger eine Hypertonie besteht und je höher der Blutdruck ist, desto größer ist die Gefahr von Schäden an den Organen:

- **Gefäße:** Der Bluthochdruck beschleunigt eine *Arteriosklerose.* Das sind Ablagerung an den Gefäßen, die bis zur völligen Verstopfung der Gefäße führen können.
- **Auge:** Der Bluthochdruck führt zu: Netzhautschäden über Netzhautblutungen bis zur Erblindung.

- **Herz:** Mögliche Folge am Herzen ist eine **hypertensive Herzkrankheit** mit **Linksherzhypertrophie,** also eine Zunahme der Herzmuskelmasse. Diese entsteht durch den erhöhten Widerstand im Körperkreislauf. Weitere Folgen sind: eine **Mikroangiopathie** (Erkrankung der kleinen Gefäße) der Herzkranzarterien und **Vorhofflimmern.**
- **Niere:** Frühes Zeichen einer **hypertensiven Nephropathie,** also einer herzbedingten Nierenerkrankung ist eine erhöhte Albuminausscheidung mit dem Urin. Bei langjähriger Hypertonie bildet sich eine arteriosklerotische Schrumpfniere mit Niereninsuffizienz, die bis zum Nierenversagen führen kann.
- **Gehirn:** Die wichtigste Komplikation am Gehirn ist der Schlaganfall.

Notfall

Bei einem **sehr hohen Blutdruck** mit Werten **über 220 mmHg systolisch** droht eine Bluthochdruckkrise.
Symptome sind: Kopfschmerzen, Sehstörungen und Schwindel. Sofort den Arzt informieren.

Maßnahmen bei einer Bluthochdruckkrise sind:

- Den Patienten in eine erhöhte Oberkörperposition bringen. Ihn beruhigen. Nicht allein lassen.
- Enge Kleidung öffnen.
- Dem Patienten wird ein blutdrucksenkendes Medikament gegeben. Zum Beispiel *Nifedipin.* Entweder als Kapsel zum Zerbeißen. Oder es wird als Aerosol in die Mundhöhle gesprüht.
- Regelmäßige Kontrolle von: Blutdruck, Puls, Atmung und Bewusstsein.
- Dokumentieren.

Diagnose

Die **Diagnostik** hat folgende Ziele:

- Bestimmung des Schweregrads.
- Abgrenzung der verschiedenen Hypertonieformen.
- Erfassung von Folgeschäden.
- Diagnose weiterer *kardiovaskulärer* Risikofaktoren. Zum Beispiel: Rauchen, Diabetes mellitus oder erhöhte Blutfette.

Untersuchungen, die für den Patienten wenig belastend sind:

- Blutdruckmessungen: Patienten mit einer primären Hypertonie haben etwa gleichbleibende Blutdruckerhöhungen. Das zeigt sich sowohl bei wiederholten Blutdruckmessungen als auch bei der Langzeitblutdruckmessung. Achtung: Bei einer **Aortenisthmusstenose** ist der Blutdruck an den Armen zu hoch und an den Beinen zu niedrig.
- Einmal den Blutdruck auf beiden Seiten messen. Später wird am Arm mit dem höheren Wert gemessen.
- Blutuntersuchungen: Schilddrüsenwerte, Elektrolyte, Kreatinin, Blutbild, Blutzucker, HbA1c, Blutfette, Harnsäure.
- Urinuntersuchung: Teststreifenuntersuchung auf *Mikroalbuminurie,* also eine erhöhte Ausscheidung von Albumin im Urin.
- EKG und Echokardiografie.
- Ultraschall vom Bauch. Gibt es Nierenveränderungen?
- Augenärztliche Untersuchung mit Spiegelung des Augenhintergrunds.

Zur weiterführenden Diagnostik bei Verdacht auf **sekundäre Hypertonie** gehören:

- Bildgebung. Bei Verdacht auf Nierenarterienstenose *Duplex-Sonografie,* also Ultraschall mit Darstellung der Gefäße, der Nierenarterien.
- Hormonanalysen wie Schilddrüsenhormonbestimmung, Kortisolbestimmung, Reninbestimmung und Aldosteronbestimmung im Blut.

Behandlung

Bei der **sekundären Hypertonie** wird möglichst die Grunderkrankung behandelt. Zum Beispiel wird eine Nierenarterienstenose aufgedehnt oder operiert.
Bei jeder **primären Hypertonie** sind Veränderungen des Lebensstils nötig. Meistens erfolgt eine medikamentöse Therapie mit **Antihypertensiva.** Das sind Medikamente gegen erhöhten Blutdruck.
Die wichtigsten Antihypertensiva sind: ACE-Hemmer, Angiotensinrezeptorblocker, Betablocker, Kalziumantagonisten und (Thiazid-)Diuretika.
Ziel ist die dauerhafte Blutdrucksenkung unter 140/90 mmHg. Bei guter Verträglichkeit meist darunter. Das hängt ab vom Alter und den Risikofaktoren.

Wichtig ist:

- **Langsame Blutdrucksenkung.** Eine zu schnelle Blutdrucksenkung kann die Gehirndurchblutung verschlechtern und zu Verwirrtheit führen.
- Zu Beginn: **Vorsicht beim Aufstehen.** Langsames Aufstehen über das Sitzen. Aufstehen nur in Begleitung.
- **Kein eigener Therapieabbruch.** Sonst drohen: die genannten Spätkomplikationen, öfter auch ein überschießender Blutdruckanstieg und Herzrhythmusstörungen.

Hemmstoffe vom Renin-Angiotensin-Aldosteron-System

ACE-Hemmer oder *Prilate* hemmen das ***A****ngiotensin-****c****onverting-****E****nzym.* Dies hat zur Folge, dass die Umwandlung von Angiotensin I in die gefäßverengende und blutdrucksteigernde Substanz **Angiotensin II** vermindert wird. Somit wird weniger **Angiotensin II** und **Aldosteron** gebildet.
Das **senkt den Blutdruck** und entlastet das Herz. Die Ausbildung einer Verdickung und Erweiterung der linken Herzkammer wird verzögert.
Das Fachwort für Verdickung heißt: *Hypertrophie.*
Das Fachwort für Erweiterung heißt: *Dilatation.*
ACE-Hemmer haben eine organschützende Wirkung. Das gilt vor allem für Herz und Nieren.
Beispiele für ACE-Hemmer sind:

- Captopril. Zum Beispiel Capto-CT®.
- Enalapril. Zum Beispiel Xanef®.
- Lisinopril. Zum Beispiel Lisigamma®.
- Ramipril. Zum Beispiel Delix®.

Begonnen wird mit einer **niedrigen Dosis.** Die Dosis wird langsam gesteigert.
Nebenwirkungen sind: chronischer Reizhusten, Hautausschläge, Magen-Darm-Beschwerden, Geschmacksstörungen, Kreatininanstieg, Hyperkaliämie sowie ein angioneurotisches Ödem, auch *Quincke-Ödem* genannt. Das angioneurotische Ödem kommt selten vor, es ist aber gefährlich.
Der Blutdruck sinkt nach der ersten Medikamentengabe stark. Deshalb muss der Blutdruck am Anfang engmaschig kontrolliert werden. Diuretika nach Arztanordnung möglichst 1 bis 2 Tage vorher absetzen. Aufstehen nur in Begleitung.
Bei Diabetikern regelmäßig den Blutzucker überprüfen, da *Hypoglykämien* (niedriger Blutzuckerspiegel) beobachtet worden sind.
Auf Zeichen einer *Hyperkaliämie* achten, also ob zu viel Kalium im Blut ist.

Betablocker

Betablocker (β-Blocker) sind besonders für Patienten mit gleichzeitiger koronarer Herzerkrankung das Mittel der Wahl. Sie **senken** über eine **Verminderung** von Herzfrequenz und Herzkraft das Herzzeitvolumen. Und damit senken sie den Blutdruck.
Kontraindikationen sind Asthma und schwere pAVK. Bei diesen Erkrankungen dürfen also keine Betablocker gegeben werden.
Bei Diabetikern können Betablocker Symptome der *Hypoglykämie* vermindern.
Oft eingesetzt werden: Bisoprolol, zum Beispiel Concor®, und Metoprolol, zum Beispiel Beloc-Zok®.
Zu Beginn engmaschig Blutdruck und Puls kontrollieren. Bei **Bradykardie** den Arzt informieren.
Bei Diabetikern den **Blutzucker** häufiger überprüfen. Denn Betablocker verschleiern die Symptome einer Hypoglykämie.

Kalziumantagonisten

Kalziumantagonisten erweitern die Blutgefäße und senken damit den Gefäßwiderstand und den Blutdruck. Sie werden auch auch Kalziumkanal-Blocker oder Ca^{2+}-Antagonisten genannt.
Nebenwirkungen sind: Kopfschmerz, Hitzegefühl, Beinödeme, Magen-Darm-Beschwerden wie Appetitlosigkeit und Übelkeit sowie Herzrhythmusstörungen.
Beispiele sind: Nifedipin, zum Beispiel Adalat®, Amlodipin, zum Beispiel Norvasc®, Felodipin, zum Beispiel Felodipin-ct®, Lercanidipin, zum Beispiel Carmen®, Nitrendipin, zum Beispiel Bayotensin®.
Häufige Blutdruckkontrollen sind wichtig, weil die Wirkung schnell eintritt.

Diuretika

Weitere Medikamente sind **Diuretika.** Diuretika vermindern durch Flüssigkeitsentzug das zirkulierende Blutvolumen. Dadurch senken sie die Vorlast und die Nachlast. Beispiele sind: Furosemid, zum Beispiel Lasix®, oder Spironolacton, zum Beispiel Aldactone®.

Pflege

Menschen mit hohem Blutdruck haben oft keine Symptome durch die Erkrankung. Am Anfang der Medikamenteneinnahme haben sie aber oft Beschwerden durch die **Nebenwirkungen** der Arzneimittel. Patienten nehmen daher sehr ungern die Medikamente gegen die Hypertonie. Denn für sie waren anfangs keine Beschwerden da. Diese kamen erst mit den Medikamenten.
Eine wichtige Aufgabe der Pflegefachpersonen ist es deshalb, den Patienten zur Einnahme der Medikamente zu **motivieren** und ihn **aufzuklären.**
Wenn der Patient von Nebenwirkungen berichtet, dann ermutigt die Pflegefachperson ihn zu einem offenen Gespräch mit dem Arzt. Denn der Patient soll die Behandlung nicht eigenmächtig abbrechen. Gerade Müdigkeit und Magen-Darm-Beschwerden sind meist vorübergehend.
Die Pflegefachpersonen **kontrollieren** regelmäßig den **Blutdruck.** Sie beobachten den Patienten im Hinblick auf die Wirkung und die **Nebenwirkungen** der Blutdruckmedikation.

Die Pflegefachpersonen **beraten** den Patienten in folgenden Bereichen:

- Beim Umgang mit Medikamenten. Und bei der Bedeutung der regelmäßigen Medikamenteneinnahme für die Prognose.
- Anleitung zur Selbstkontrolle des Blutdrucks.
- Anleitung zum Führen eines Blutdrucktagebuches.
- Gesunde Ernährung und maßvoller Genussmittelkonsum:
  - Abbau von Übergewicht.
  - Nikotinkarenz, also kein Rauchen.
  - Reduktion von Alkohol, weil Alkohol einen blutdrucksteigernden Effekt hat.
  - Kochsalzarme Ernährung.
  - Viel Obst und Gemüse essen.
- Stressabbau. Erlernen von Bewältigungsstrategien.
- Mildes Ausdauertraining: schnelles Gehen, Joggen, Radfahren, Schwimmen.
- Regelmäßige Arztbesuche zur Frühdiagnose von weiteren Risikofaktoren und von Spätkomplikationen.

Schlaganfall

Eine häufige Folge von lang andauernder **Hypertonie** ist ein Schlaganfall.

Begriffserklärung

Der **Schlaganfall** ist der schlagartige Ausfall der Hirnfunktionen. Das Fachwort heißt: *Apoplex, apoplektische Insult.*
Mögliche Ursachen: Blutgerinnsel, die die Durchblutung einer Hirnarterie verhindern. Oder eine Hirnblutung.

Symptome

Die Symptome beim Schlaganfall können sehr unterschiedlich sein. Das hängt von dem Bereich ab, der im Gehirn betroffen ist. Übliche Symptome sind:

- halbseitige oder beidseitige Sehstörung
- Lähmungen oder Schwäche in den Extremitäten, eventuell der ganzen Körperhälfte
- Schwindel, Übelkeit
- Gangunsicherheit
- Sprachstörungen
- Schluckstörungen

Merkhilfe

FAST-Abfrage

- **F**ace (englisch Gesicht): Der Patient soll lächeln. Bei einem Schlaganfall hängt oft ein Mundwinkel herab. Das Lächeln ist nicht passend.
- **A**rms (englisch Arme): Der Patient soll beide Arme nach vorne mit der Handfläche nach oben heben. Bei einem Schlaganfall kann ein Arm nicht gehoben werden. Der Arm sinkt nach unten. Oder er dreht sich.
- **S**peech (englisch Sprache): Der Patient soll einen einfachen Satz nachsprechen. Bei einem Schlaganfall kann er das nicht. Oder die Sprache klingt verwaschen.
- **T**ime (englisch Zeit): Wenn die Abfrage auf einen Schlaganfall hindeutet, dann muss sofort der Arzt informiert werden. Oder der Notarzt muss gerufen werden.

Maßnahmen

- Sofort den Arzt informieren. Notruf absetzen.
- Beim Patienten bleiben.
- Den Patienten beruhigen.
- Den Oberkörper erhöht positionieren.
- Nichts zu essen geben. Nichts zu trinken geben.

Einlieferung in die Stroke-Unit
Patienten mit einem Schlaganfall sollten schnell in einer *Stroke-Unit* behandelt werden, um die Auswirkungen gering zu halten. Eine *Stroke-Unit* ist eine Schlaganfall-Station. Der Rettungsdienst kann Kliniken mit solchen Zentren direkt anfahren.
Beim Schlaganfall gilt der Merksatz: *Time is brain.* Das ist Englisch und heißt übersetzt: Zeit ist Gehirn. Das bedeutet: Je schneller bei einem Schlaganfall gehandelt wird, desto besser ist die *Prognose,* also die Aussicht auf Heilung und Besserung.
Auf der Stroke-Unit wird sofort eine Untersuchung des Gehirns gemacht, meist eine *Computertomografie.* Dadurch will man die Ursache für den Schlaganfall erkennen. Wenn es sich um eine Durchblutungsstörung aufgrund eines Blutgerinnsels handelt, dann wird häufig eine *Lysetherapie* gemacht. Dadurch wird das Gerinnsel aufgelöst.

Angina pectoris

Die **Angina pectoris** ist das **Leitsymptom** einer **chronischen koronaren Herzkrankheit.** Die koronare Herzkrankheit wird in der Praxis mit **KHK** abgekürzt, somit auch im weiteren Verlauf dieses Bandes.

Begriffserklärung

Angina bedeutet: Enge, Gefühl der Enge.
Pectoris ist die Brust.
Chronisch bedeutet: lange Dauer.
Koronar bedeutet: zu den Herzkranzgefäßen gehörend.
Arteriosklerose bedeutet: die krankhafte Einlagerung von Cholesterin und anderen Fetten in den Wandschichten der arteriellen Blutgefäße.

Die Ursache für die KHK ist eine stärker werdende Arteriosklerose der Koronararterien. Das heißt: Die Arterien werden immer enger. Ab etwa 50 Prozent Verengung wird der Herzmuskel **nicht mehr genug** mit **Sauerstoff** versorgt. Die Folge sind **Schmerzen** und **Druckgefühl** im Brustkorb.
Die Schmerzen können auch ausgelöst werden durch: Aufregung, körperliche Anstrengung, Kälte oder schweres Essen. Die Schmerzen sind hinter dem Brustbein am stärksten. Das Fachwort für hinter dem Brustbein heißt: *retrosternal.*
Die Schmerzen können auch in Armen, Hals, Kiefer und Schulter auftreten.
Bei Frauen, alten Menschen oder Patienten mit Diabetes treten oft untypische Symptome wie Übelkeit auf.

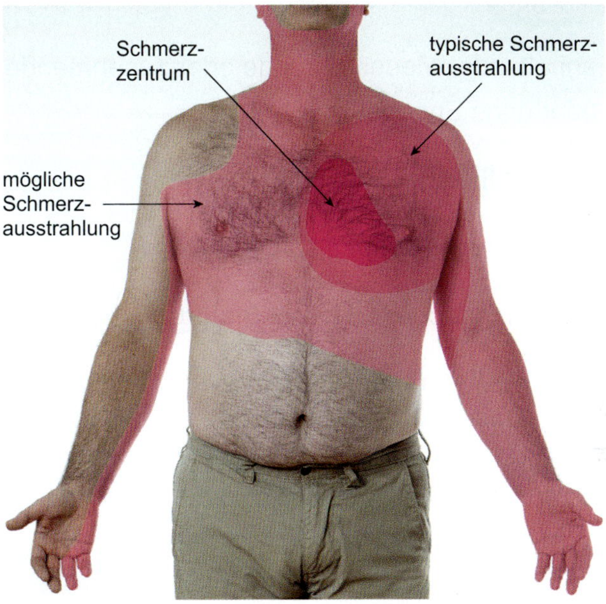

Abb. 2.14 Schmerzen bei Angina pectoris [K115, L141]

Notfall

Angina-pectoris-Anfall

Ein Angina-pectoris-Anfall geht einher mit: **Schmerzen** im Herzbereich, erschwerter Atmung, Übelkeit, Erbrechen und einem starken **Angstgefühl.** Ein Angina-pectoris-Anfall wird auch Brustenge genannt. Er kann zu einem **Herzinfarkt** führen. Nach ärztlicher Anordnung wird **Nitroglyzerin-Spray** und Sauerstoff verabreicht. Und es wird ein EKG gemacht.

Schmerzen im Brustkorb

Schmerzen im Brustkorb werden auch als *Thoraxschmerz* bezeichnet.
Thoraxschmerzen zeigen sich durch: Schmerzen, Brennen, Stechen, Druck oder Beklemmung im Brustkorb.
Thoraxschmerzen sind bei vielen Erkrankungen möglich. Sie fühlen sich oft sehr beängstigend und bedrohlich an.
Thoraxschmerzen sind ein häufiges und vieldeutiges Symptom. Sie werden meistens mit Herzerkrankungen verbunden. Deshalb machen sie den Betroffenen noch mehr Angst.

Bei folgenden Alarmzeichen rufen Pflegefachpersonen sofort Kollegen und einen Arzt:

- anhaltende, wiederkehrende oder zunehmende Schmerzen, die ausstrahlen; mit oder ohne Engegefühl
- Kreislaufbeeinträchtigung
- zu langsamer oder zu schneller Puls
- zu niedriger oder zu hoher Blutdruck
- *Dyspnoe* (Atemnot), *Tachypnoe* (zu schneller Atem), Rasselgeräusche oder „Brodeln" beim Atmen, einseitig fehlendes Atemgeräusch
- Bewusstlosigkeit, kurzzeitige Bewusstlosigkeit, Verwirrtheit
- Übelkeit, Erbrechen, kalter Schweißausbruch, kalte Finger
- neurologische Ausfälle
- starke Angst
- Bis zum Eintreffen des Arztes führen Pflegefachkräfte folgende Erstmaßnahmen durch:
  - Den Patienten beruhigen. In Oberkörperhochlage bringen. Beengende Kleidung öffnen. Auf Wunsch auch das Fenster öffnen. Aber Kälte vermeiden.
  - Den Patienten Ruhe einhalten lassen.
  - Engmaschig Vitalzeichen messen und dokumentieren.
  - Bedarfsmedikamente des Patienten verabreichen. Zum Beispiel Nitrate, Sauerstoff.

Betroffene zur schnellstmöglichen Abklärung am besten in eine Brustschmerz-Ambulanz **(Chest Pain Unit)** bringen. Ansonsten in eine internistische Notaufnahme.

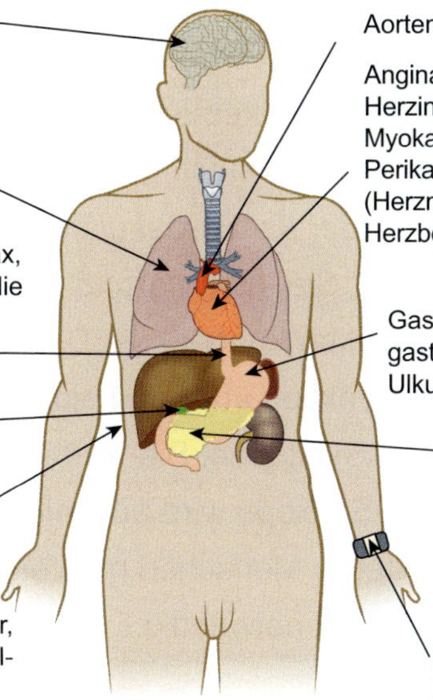

Abb. 2.15 Mögliche Ursachen von Thoraxschmerzen [L255]

Kardiogene Synkope

Begriffserklärung

Synkope: Plötzlicher, kurzer Verlust des Bewusstseins. Grund ist eine vorübergehende, globale Minderdurchblutung des Gehirns.
Auch ohne Behandlung erholt sich der Betroffene wieder vollständig.
Kardiogen: Das Herz betreffend.

Ein kurzer Verlust des Bewusstseins kann viele Ursachen haben. Zum Beispiel: *Epilepsie* (Krampfanfall), *Hypoglykämie* (Unterzuckerung) oder auch psychisch bedingte Ursachen.

Für die Erstmaßnahmen sind Form und Ursache einer Bewusstlosigkeit egal. Pflegefachkräfte führen folgende Maßnahmen durch:

- Legen Sie den Patienten hin, falls er nicht schon zu Boden gesunken ist. Die Beine hochlagern.
- Sprechen Sie den Patienten an. Und fassen Sie ihn an der Schulter an. Dadurch prüfen Sie das Bewusstsein.
- Bei Bewusstlosigkeit Hilfe rufen. Prüfen Sie die Atmung.
- Bei Atemstillstand: mit Notfallmaßnahmen beginnen.
- Bei normaler Atmung: Bewusstlosen in stabile Seitenlage bringen. Die Beine hochlagern.

Bei Synkopen dauert die Bewusstlosigkeit oft nur 15–30 Sekunden. Die meisten Betroffenen klaren somit bereits während der Erstmaßnahmen auf. Sie sind rasch wieder orientiert. Sie sollten erst ein paar Minuten liegen bleiben. Dann sollten sie sitzen. Und danach erst aufstehen.
Die **kardiogene** oder *kardiovaskulär*e Synkope ist die zweithäufigste Ursache bei älteren Menschen. Sie tritt aufgrund von Herzrhythmusstörungen auf. Oder sie tritt auf bei Herzerkrankungen, die Defekte an den Herzwänden oder Herzklappen aufweisen. Die Synkope aufgrund einer **orthostatischen Hypotonie** zählt auch zu den kardiogenen Synkopen. Sie wird in Kapitel 2.6.3. beschrieben.
Die *Karotissinus*-Synkope wird ausgelöst durch: Kopfdrehung, enge Kleidung am Hals oder bei älteren Menschen mit Veränderungen der Halsarterien. Die Suche nach der Ursache ist notwendig.

Palpitationen

Begriffserklärung

Palpitation bedeutet: Herzklopfen.

Der Mensch verspürt seinen eigenen Herzschlag nur, wenn sich Rhythmus, Frequenz oder Qualität der Herzschläge **stark verändern.**
Das kann normal sein. Zum Beispiel bei körperlicher Belastung. Das kann aber auch auf eine Herzerkrankung hinweisen.
Herzklopfen bezeichnet allgemein das unangenehme Empfinden des eigenen Herzschlags. Das Fachwort für Herzklopfen heißt: *Palpitation.*
Beim **Herzrasen** schlägt das Herz viel zu schnell. Das Fachwort dafür heißt: *Tachykardie.* Die Zeit ist für eine Füllung und Entleerung der Kammern zu kurz. Das Schlagvolumen verringert sich. Bei längerer Dauer wird dem Betroffenen schwindelig.
Herzstolpern wird durch Extraschläge wahrgenommen. Und durch einen unregelmäßigen Herzschlag.

Wenn Palpitationen von der Pflegefachperson oder dem Patienten entdeckt werden, dann gehen Sie folgendermaßen vor:

- Den Arzt benachrichtigen. Den Patienten nicht allein lassen.
- Beobachten und dokumentieren Sie: Pulsfrequenz, Pulsrhythmus, Pulsqualität, Blutdruck, Hautfarbe und Bewusstseinslage. EKG ableiten oder ableiten lassen. Oder den Patienten an einen Monitor anschließen.
- Bei Atemnot wenden Sie Maßnahmen zur Unterstützung der Atmung an.
- Bei Herz-Kreislauf-Stillstand wenden Sie Notfallmaßnahmen an.

Zyanose

Begriffserklärung

Zyanose: Bläulich-rote Verfärbung der Haut oder Schleimhäute durch zu geringen Sauerstoffgehalt des Blutes.

Eine **Zyanose** wird häufig begleitet von **Atemnot.**

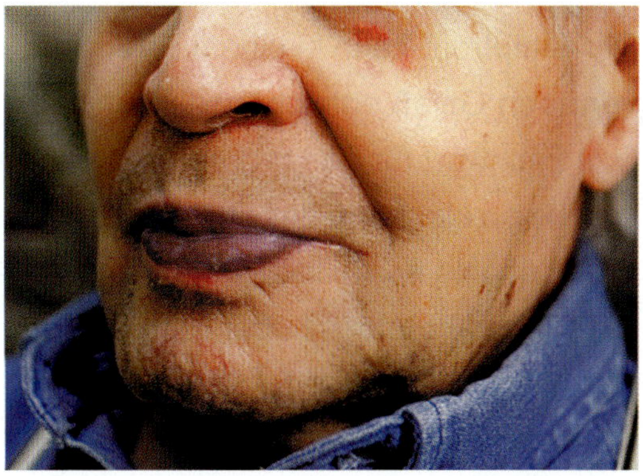

Abb. 2.16 Zyanose der Lippen [K157]

Die Pflegefachperson beachtet bei Zyanose die üblichen Maßnahmen bei akuter Atemnot.
Pflegefachpersonen achten bei allen Pflegemaßnahmen auf eine Zyanose.
Da Patienten mit einer Zyanose häufig frieren, sorgen Pflegefachpersonen für ausreichende Wärme.
Eine neu aufgetretene Zyanose wird sofort dem Arzt mitgeteilt.
Die Ursache einer Zyanose wird diagnostiziert durch: *Auskultation* (Abhören) des Herzens und Röntgenaufnahme vom Thorax.

Thrombosen und Embolien

Thrombosen

Begriffserklärung

Thrombose: Bildung eines Blutgerinnsels in einem Gefäß.
Thrombophlebitis: Thrombose in den kleinen venösen Gefäßen mit Entzündung. Tritt häufig auf bei langer Liegezeit einer peripheren Verweilkanüle. Zum Beispiel auf dem Handrücken.
Entzündungszeichen: Rötung, Schwellung, Schmerzen, Überwärmung und Funktionseinschränkung.
Venenklappeninsuffizienz: Die Venenklappen schließen nicht ausreichend. Deshalb kann das Blut nicht komplett zum Herzen zurückgeleitet werden. Unterhalb der defekten Klappe kommt es zur Aussackung des Venensystems.
Varikosis: Erkrankung der oberflächlichen Beinvenen durch Aussackungen der Gefäße. Eine betroffene Vene wird auch so genannt: Varize oder Krampfader.

Der Blutpfropf kann in einem **arteriellen** Gefäß entstehen. Oder er kann in einem **venösen** Gefäß entstehen.
Das Fachwort für Blutpfropf heißt: *Thrombus.*
Der Thrombus kann das Gefäß ganz oder teilweise verschließen.
Die häufigste Form der Thrombose ist die **Thrombose der tiefen Beinvenen.** Sie wird Venenthrombose oder Phlebothrombose genannt.

Wie entsteht eine Thrombose?

Rudolf Virchow war ein deutscher Arzt, der von 1821–1902 lebte. Er beschrieb als Erster die Entstehung einer Thrombose. Er beschrieb 3 Faktoren, die zu einer Thrombose führen können. Diese 3 Faktoren werden deshalb auch **Virchow-Trias** genannt:

1. **Verlangsamte Blutströmung.** Sie wird genannt: der Kreislauffaktor. Je langsamer das Blut fließt, desto eher können sich Thrombozyten an den Gefäßwänden anheften. Sie ballen sich zusammen. Die Muskel-Venen-Pumpe wird nicht eingesetzt bei Patienten, die immobil sind. Oder bei Patienten, die eine Schonhaltung einnehmen. In der Folge kommt es zu einer verlangsamten Geschwindigkeit der Blutströmung.

2. **Schäden an der Gefäßwand.** Sie werden genannt: der Wandfaktor. Die Gefäßinnenwand *(Intima)* der Venen kann geschädigt sein durch: Verletzungen, Operationen oder altersbedingte Erkrankungen wie Varizen. Hier heften sich Thrombozyten an, um die defekte Gefäßwand zu verschließen. Das nennt man: *Thrombozytenaggregation.* Der Thrombus wächst, wenn sich immer mehr Thrombozyten anlagern.

3. **Erhöhte Blutgerinnungsneigung.** Sie wird genannt: der Blutfaktor. Wenn sich aufgrund von Medikamenten die Blutzusammensetzung und die Gerinnungsneigung erhöht, dann kann eine Thrombose die Folge sein. Zum Beispiel bei *Ovulationshemmern* wie die Antibabypille.

Das **Entstehen einer Thrombose** hängt von **mehreren Faktoren** ab. Ein sehr hoher Flüssigkeitsmangel führt zu einer Verlangsamung der Blutströmungsgeschwindigkeit. Und er führt zu einer erhöhten Gerinnungsneigung. Eine größere Operation führt zu Gefäßwandschäden und sie verändert auch die Blutströmungsgeschwindigkeit. Denn der Patient ist nach der Operation nicht sofort wieder mobil.
Der gesunde, bewegliche Mensch setzt dauernd seine **Muskel-Venen-Pumpe** ein. Um den Bewegungsablauf zu ermöglichen, wird besonders die Wadenmuskulatur dazu angeregt, sich zusammenzuziehen. Zum Beispiel beim Gehen, Treppensteigen oder Fahrradfahren. Bei allen aktiven Bewegungen presst sich so der Muskel gegen die Venenwand. Er verkleinert das *Lumen* (den Hohlraum) des Gefäßes. Durch dieses Wechselspiel beschleunigt er den venösen Rückfluss.

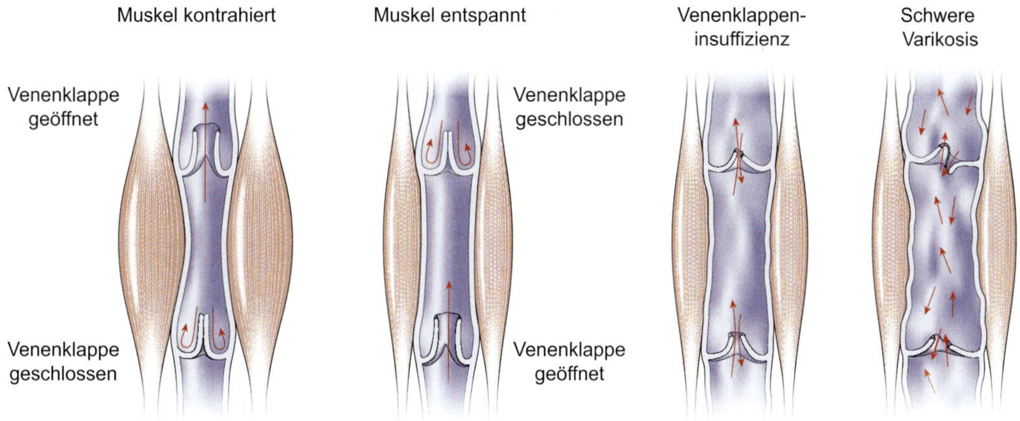

Abb. 2.17 Die Muskel-Venen-Pumpe
Sie funktioniert nur bei gesunden Venenklappen. Bei der Venenklappeninsuffizienz und der Varikosis kommt es zum Blutrückstau. Der verlangsamte venöse Rückfluss führt zur Thrombenbildung. Und die unnatürliche Blutströmung führt zur Thrombenbildung.
[L264]

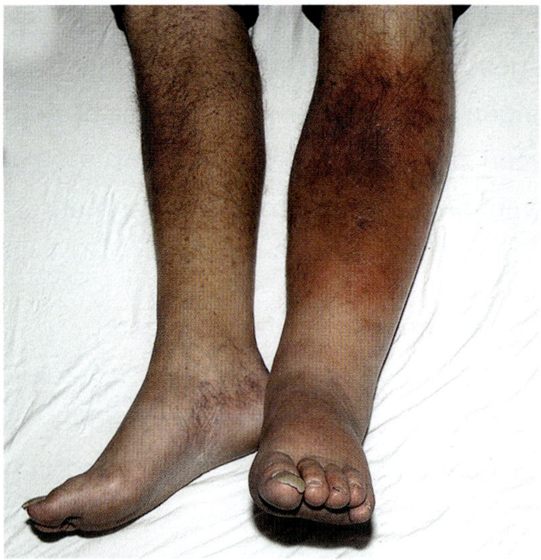

Abb. 2.18 Tiefe Beinvenenthrombose am linken Bein des Patienten [F923–001]

Notfall

Anzeichen einer **Beinvenenthrombose** sind: Schwellungen, Schmerzen, ein Spannungsgefühl und eine bläuliche Verfärbung des Beins.
Das Fachwort für Schwellungen heißt: *Ödeme.*
Das Fachwort für bläulich heißt: *livide.*
Wichtig ist, eine **Lungenembolie** oder ein postthrombotisches Syndrom zu verhindern.
Der Patient erhält *Antikoagulanzien.* Das sind Medikamente, die die Blutgerinnung hemmen. Manchmal wird der Thrombus chirurgisch entfernt.
Zur direkten Behandlung der Symptome wird eine **Kompressionstherapie** gemacht. Dazu wird ein Kompressionsstrumpf angelegt. Oder das Bein wird gewickelt.
In der Regel darf und soll der Patient aufstehen.
Alle Maßnahmen erfolgen nach Arztanordnung.

Postthrombotisches Syndrom

Ein **postthrombotisches Syndrom** entsteht, wenn eine **tiefe Beinvenenthrombose** nicht rechtzeitig erkannt wird. Am betroffenen Bein zeigen sich chronische Stauungserscheinungen.
Zu den Spätfolgen gehören: Ödeme, Geschwüre (*Ulcus cruris venosum*), Hautveränderungen und eine ständige Blutstauung. Vor allem die offene Wunde des *Ulcus cruris venosum* belastet viele Patienten.

Embolie

Wenn der **Thrombus** sich aus der Gefäßwand löst und in den Blutkreislauf verschleppt wird, dann nennt man ihn **Embolus.**
Der Embolus gelangt über die großen Beinvenen, Beckenvenen und Bauchvenen in die *Vena cava.* Von hier durchwandert er das rechte Herz, bis er in den Lungenarterien stecken bleibt. Dann löst er eine **Lungenembolie** aus.
Embolien können auch an anderen Organen ausgelöst werden.
Die Lungenembolie ist aber besonders häufig. Und sie ist **lebensbedrohlich.**
Kleine Embolien *(Mikroembolien)* können unbemerkt verlaufen.
Oft werden Beinvenenthrombosen und Beckenvenenthrombosen erst durch das Auftreten einer Lungenembolie erkannt.
Symptome einer Lungenembolie sind: **plötzliche Luftnot** mit Thoraxschmerzen, Tachykardie, Zyanose und prall gefüllte Halsvenen.
Folgende Maßnahmen müssen durchgeführt werden:

- Sofort den Arzt informieren. Den Notfallruf auslösen.
- Die Vitalzeichen kontrollieren. Den Patienten beruhigen.
- Bei stabiler Kreislaufsituation den Oberkörper hochlagern. Sauerstoff geben.

Wegen der Lungenemboliegefahr muss jede tiefe Beinvenenthrombose behandelt werden:

- Therapeutische *Heparinisierung,* also Hemmung der Gerinnung.
- Straffer Kompressionsverband.
- Keine Bettruhe. Voraussetzungen der Mobilisierung sind: vorherige Gerinnungshemmung und der angelegte Kompressionsverband.
- Langfristige Kompressionstherapie zur Entlastung des Venensystems. Meistens wurde dieses durch die Thrombose teilweise zerstört.

Auch in den **Arterien** können sich Thromben bilden. Sie können sich von der Gefäßwand lösen. Dann können sie als Embolus enge Gefäßabschnitte verschließen.
Häufig ist eine Thrombenbildung im linken Vorhof des Herzens aufgrund von Vorhofflimmern.
In Kapitel 3.1 lesen Sie, wie die Entstehung von Thrombosen und Embolien vermieden werden kann. Das Fachwort heißt: *Thromboembolieprophylaxe.*

3 Unterstützung und Förderung des Herz-Kreislauf-Systems

3.1 Vorbeugung von Herz-Kreislauf-Erkrankungen

Erkrankungen des Herz-Kreislauf-Systems gehören zu den häufigsten Krankheiten in unserer Gesellschaft.
Pflegefachpersonen haben die Aufgabe, bei der Gesunderhaltung der Bevölkerung mitzuwirken. Sie sollen Risikofaktoren erkennen. Und sie sollen den Risikofaktoren vorbeugend entgegenwirken. Das Fachwort für vorbeugend heißt: *präventiv.*
Pflegefachpersonen **informieren** und **beraten** Patienten zu gesundheitsfördernden Maßnahmen.
Sie geben ihr Fachwissen so weiter, dass die Patienten es **verstehen.** Sie beziehen Angehörige und Eltern mit ein. Sie motivieren die Patienten.
Pflegefachpersonen **leiten** Patienten und Angehörige **an,** Dinge zu lernen. Zum Beispiel, den Blutdruck selbst zu messen.
Pflegefachpersonen informieren über Maßnahmen zur Vorbeugung vor Krankheiten. Und sie informieren über Maßnahmen zur Erhaltung der Gesundheit. Zum Beispiel:

- regelmäßige Bewegung, Ausdauersport
- gesunde ausgewogene Ernährung
- Abbau von Stress, Entspannungsmethoden
- Gewicht im Normbereich halten
- Programme zur Raucherentwöhnung

Kreislauferkrankungen und Gefäßerkrankungen sind in unserer Gesellschaft sehr häufig. Sie bereiten **lange keine Beschwerden.** Deshalb können sie über Jahre unbemerkt entstehen. Begünstigt werden sie durch eine ungesunde Lebensweise. Zum Beispiel: Rauchen, Bewegungsmangel und Übergewicht. Oder auch ein schlecht eingestellter *Diabetes mellitus* (Zuckerkrankheit).
Patienten mit **Gefäßerkrankungen** gehen häufig aufgrund von plötzlich auftretenden, also *akuten* Schmerzen zum Arzt.

Diese Schmerzen treten auf bei: Thrombosen oder akuten Durchblutungsstörungen. Oder wegen der Verschlechterung einer vorbestehenden Erkrankung. Zum Beispiel Geschwüre am Unterschenkel.

Die Patienten müssen dann ihre jahrelangen ungesunden Lebensgewohnheiten umstellen. Daher ist die Beratung und Motivation zu einem gesundheitsfördernden Verhalten besonders wichtig.
Pflegefachpersonen nehmen sich Zeit für Gespräche. Sie planen gemeinsam mit dem Patienten erreichbare Ziele und Maßnahmen.
Sie schulen den Patienten in den Maßnahmen. Und sie schulen auch seine Angehörigen.
Ein wichtiger Risikofaktor für arterielle Gefäßerkrankungen ist das Rauchen: Es beschleunigt die Entwicklung einer **Arteriosklerose.** Die Folge können sein: die periphere arterielle Verschlusskrankheit und ein Herzinfarkt. Die Motivation zur Raucherentwöhnung ist somit eine wichtige Aufgabe.
Bei Patienten mit **Hypertonie** (Bluthochdruck) ist der Umgang mit Stress ein wichtiger Teil der Beratung.

Thromboembolieprophylaxe

Pflegekräfte schätzen das Thromboserisiko des Patienten ein. Die gesammelten Informationen helfen dabei, Probleme zu erkennen. Daraufhin können Maßnahmen eingeleitet werden.
Informationen über die Vorerkrankungen des Patienten und seinen aktuellen Pflegebedarf sind besonders wichtig. Daraus lassen sich **Risikofaktoren** für eine Thrombose ableiten.

Risikofaktoren

Ein **hohes Risiko** für Thrombosen und Embolien sind: **frühere Thrombosen** und *maligne* (bösartige) Erkrankungen. Außerdem *Polytraumen.* Das sind viele, schwere Verletzungen. Zum Beispiel nach Unfällen. Ebenfalls ein hohes Risiko für Thrombosen und Embolien besteht in diesen Fällen: nach großen Operationen, nach einem Schlaganfall und bei Patienten auf der Intensivstation.
Ein mittleres Risiko besteht in diesen Fällen: bei chronischer Herzinsuffizienz, bei einem höheren Lebensalter (über 60 Jahre), bei Übergewicht und bei chronischen Infektionen.
Eher niedrige Risikofaktoren: Schwangerschaft und Wochenbett, *Varikosis* (Krampfadern), kleinere Verletzungen und kleinere operative Eingriffe.

Das Thromboserisiko steigt mit zunehmender *Immobilität,* also wenn keine Beweglichkeit vorhanden ist. Je größer Verletzungen, Traumen und operative Eingriffe sind, desto höher ist das Thromboserisiko. Auch schwerwiegende Erkrankungen erhöhen das Risiko. Zum Beispiel die *chronisch-obstruktive Lungenerkrankung* (COPD).

Weitere Risikofaktoren sind: Lebensgewohnheiten wie Rauchen oder Alkohol, Körpergewicht, Alter und Geschlecht. Diese Risikofaktoren haben ebenfalls Einfluss auf die Entstehung von Thrombosen. Bei Kindern ist das Thromboserisiko eher gering. Eine *Prophylaxe* (Vorbeugung) wird meistens erst bei Jugendlichen durchgeführt. Und beim Auftreten von Risikofaktoren.
Wenn eine Thrombosegefährdung erkannt wurde, dann werden Maßnahmen geplant und durchgeführt.
Die Maßnahmen betreffen die *physikalische* Therapie und die medikamentöse Therapie. Ebenfalls eingeschlossen sind grundlegende Maßnahmen.

Tab. 3.1 Beeinflussung der Virchow-Trias durch Pflegefachpersonen

Verlangsamte Strömung des Blutes	Schäden an der Gefäßwand	Höhere Neigung zur Blutgerinnung
Pflegefachpersonen wenden an: Basismaßnahmen und physikalische Therapie.	Informationen, Anleitung und Beratung bei Veränderungen von Krampfadern *(Varizen)*.	Unterstützung bei der Medikamentengabe, um die Blutgerinnung herunterzusetzen.
Aktive pflegerische Maßnahmen.	Gesundheitsförderung und Prävention (Vorbeugung).	Assistenz bei Maßnahmen, die vom Arzt verordnet wurden.

Aktive pflegerische Maßnahmen

Die aktiven pflegerischen Maßnahmen sollen den **venösen Rückfluss** beschleunigen.
Pflegefachpersonen informieren darüber. Und sie leiten Patienten an. Viele Tätigkeiten können mit Pflegemaßnahmen verbunden werden.
Eine Frühmobilisation kann mit der Unterstützung bei der Körperpflege kombiniert werden. Oder der Patient soll vor dem Infusionswechsel noch eine Fußgymnastik machen. Physiotherapeuten unterstützen ebenfalls die Bewegungsübungen.
Das Gehen bewirkt durch die Aktivierung der **Muskel-Venen-Pumpe** eine Blutflusssteigerung.

Gymnastikübungen können auch bei Bettruhe erfolgen. Leiten Sie den Patienten zu Zehengymnastikübungen und Fußgymnastikübungen an:

- Die Zehen krallen und lockern.
- Die Zehen in Richtung Nasenspitze ziehen. Kurz halten. Dann lockern.
- Die Fußsohlen gegen das Bettende drücken. Achtung: Nicht bei neurologischen Erkrankungen, weil eine **Spastik** (Krampf) ausgelöst werden kann.
- Die Füße in beide Richtungen kreisen. Die Füße heranziehen und ausstrecken.
- Die Beine im Wechsel anheben. Das Knie beugen und strecken.
- Bettfahrrad machen.

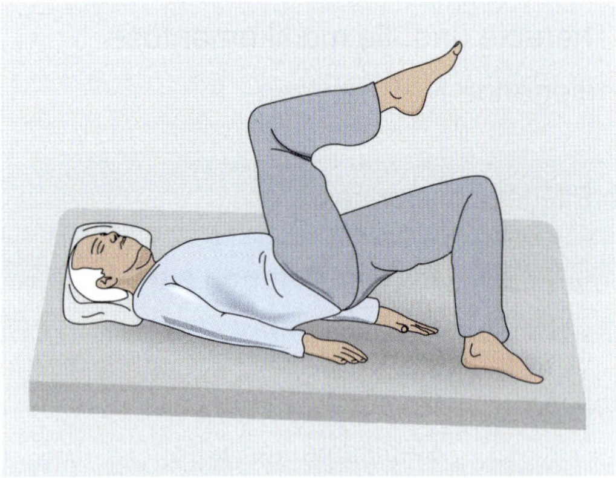

Abb. 3.1 Aktive Bewegungsübungen im Bett
[L231]

Physikalische Maßnahmen

Physikalischen Maßnahmen sind zum Beispiel: das Anlegen von **m**edizinischen **T**hrombose**p**rophylaxe**s**trümpfen (MTPS) und die *intermittierende pneumatische Kompression.*
Es ist nicht bewiesen, dass Kompressionsverbände zur Thromboembolieprophylaxe dienen. Manchmal kann es jedoch sein, dass ein Kompressionsverband angeordnet wird. Die Kompressionen bewirken einen **dauerhaften Druck** auf die **oberflächlichen Venen.**
Das *Lumen* (Hohlraum vom Gefäß) wird verengt. Dadurch fließt das Blut schneller über die *Perforansvenen* (Verbindungsvenen) zu den tiefen Beinvenen. Die Perforansvenen durchziehen den Muskel. Dadurch bewirkt die Kompression einen schnellen Weitertransport des Blutes in das tiefe Venensystem. Und von dort weiter zum Herzen.

Merkhilfe

Kontraindikationen für das Anlegen von medizinischen Thromboseprophylaxestrümpfen und Kompressionsverbänden sind:

- periphere arterielle Durchblutungsstörungen (PAVK)
- *periphere Neuropathie* (Sammelbegriff für Erkrankungen vom peripheren Nervensystem)
- *dekompensierte Herzinsuffizienz* (Herzschwäche)
- *starke Ödeme* (Wasseransammlung im Gewebe)
- *septische Phlebitis* (eitrige Entzündung der Venen)
- *Nekrosen* (abgestorbene Gewebezellen)
- Unverträglichkeit vom Material

Wenn eine Hautschädigung vorliegt, dann kann auch nur das gesunde Bein mit einem Strumpf versorgt werden. Zum Beispiel bei einer Entzündung oder Verbrennung.

Medizinische Thromboseprophylaxestrümpfe werden von medizinischen Kompressionsstrümpfen unterschieden. Beide benötigen eine ärztliche Anordnung. **Medizinische Thromboseprophylaxestrümpfe** (MTPS) oder **m**edizinische **T**hrombose**s**trümpfe (MTS) wurden früher auch **A**nti**t**hrombose**s**trümpfe (ATS) genannt.

Durch sie wird der **venöse Rückfluss** vor allem im Liegen und in Ruhestellung gefördert. Das Tragen der MTPS wird von manchen Patienten nicht akzeptiert. Sie empfinden das Tragen der Strümpfe im Bett zu warm. MTPS sind bei liegenden Patienten aber sehr wirksam. Bei bereits *mobilen* (beweglichen) Patienten sind MTPS eine unwirksame Maßnahme. Beim Gehen unterstützt die Kompression die Funktion der Muskel-Venen-Pumpe weniger.

Medizinische Kompressionsstrümpfe (MKS) werden eingesetzt bei bestehenden Venenerkrankungen oder Lympherkrankungen. Sie setzen eine Mobilität des Patienten voraus. Diese Strümpfe werden über Nacht ausgezogen.

Umgang mit medizinischen Thromboseprophylaxestrümpfen (MTPS)

Vorbereitung:

- Der Patient wird über die Wirkung der Maßnahme informiert. Und er wird über die Durchführung informiert.
- Zum Anpassen und vor dem Anziehen erfolgt zur Entstauung eine Hochlagerung der Beine für 15–20 Minuten.
- MTPS werden von Pflegefachpersonen sorgfältig auf den Patienten angepasst.

Praxistipp

Wichtig: Ermitteln Sie die korrekte Größe der MTPS.
Das korrekte Ermitteln der Größe ist notwendig, um eine sichere *Prophylaxe* zu gewährleisten. Wenn der Strumpf zu groß ist, dann wirkt er nicht. Wenn der Strumpf zu klein ist, dann fördert er die **Thrombosegefahr.**

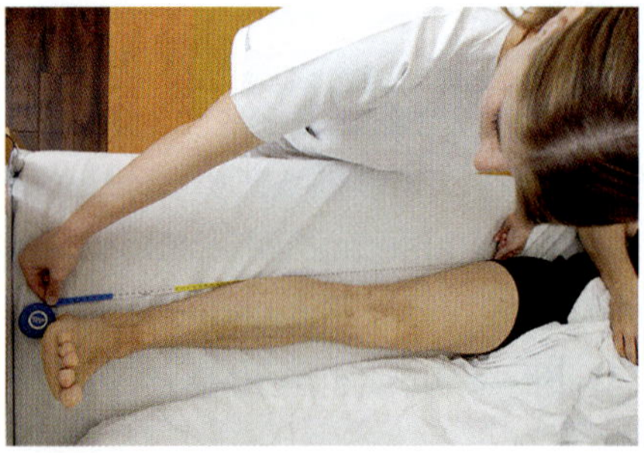

Abb. 3.2 Länge des Beins bestimmen [K115]

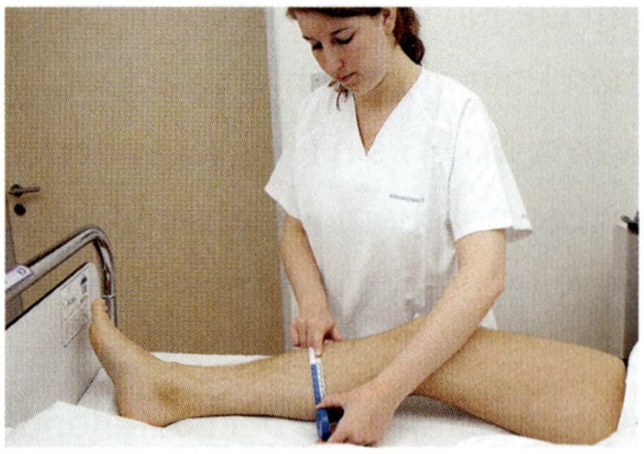

Abb. 3.3 Umfang der Wade bestimmen [K115]

Durchführung:

- Zum Anziehen den Strumpf auf die linke Seite drehen.
- Mit der Hand so in den Strumpf fassen, dass die Fersenmarkierung auf dem Handballen liegt.

- Danach den Strumpf über die Hand zurückstreifen, während die Ferse vom Strumpf festgehalten wird.
- Nun die Hand aus dem Strumpf herausziehen. Die Öffnung mit beiden Händen fassen und über den Fuß des Patienten stülpen.
- Den Strumpf über Ferse und Wade bis zum Oberschenkel hochziehen. Den Strumpf glatt streichen.
- Das Anziehen der Strümpfe kann auch mit Anziehhilfen unterstützt werden.

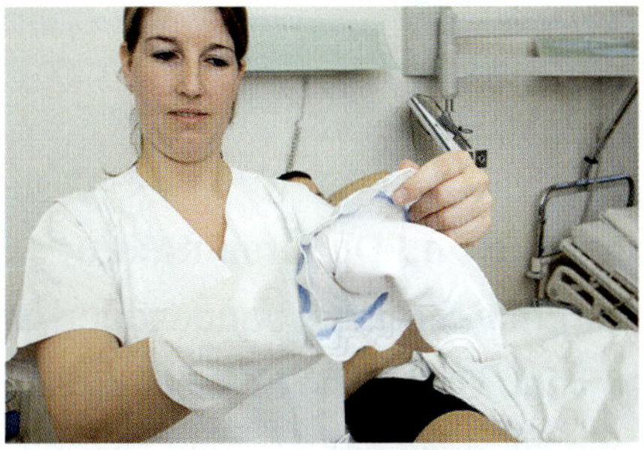

Abb. 3.4 Strumpf an der Ferse umstülpen [K115]

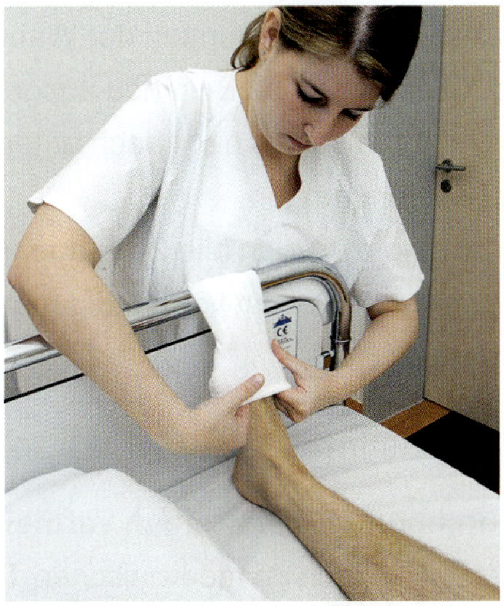

Abb. 3.5 Fußteil des Strumpfes anziehen [K115]

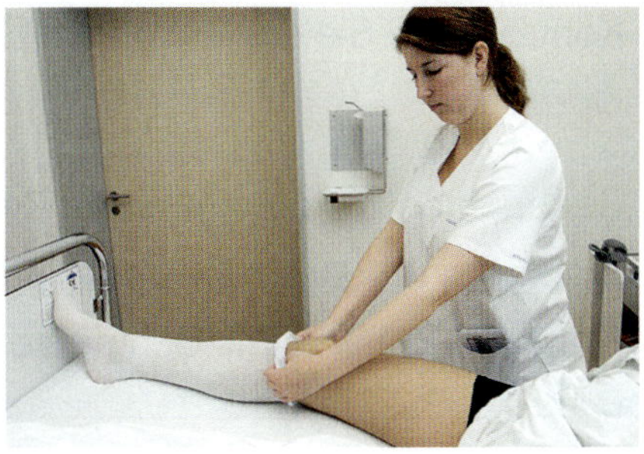

Abb. 3.6 Den Strumpf nach oben ziehen [K115]

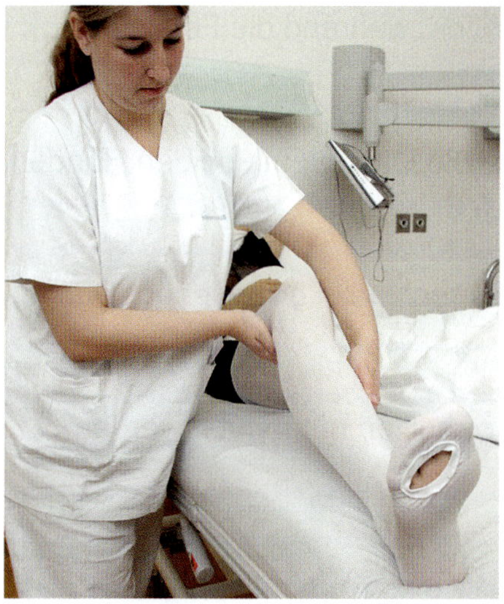

Abb. 3.7 Sitz des Strumpfes überprüfen. Es dürfen keine Falten vorhanden sein. [K115]

Nachsorge und Dokumentation:

Der Strumpf ist korrekt angezogen, wenn im Oberschenkelbereich das Haftband innen liegt. Und wenn es nicht einschnürt.

Wichtig ist, dass der Strumpf faltenfrei sitzt. Die Zehen werden geprüft auf: Blässe, Blaufärbung und Störungen der Wahrnehmung. Wenn diese Symptome vorhanden sind, dann muss das Bein neu ausgemessen werden.

Die Strümpfe sollten nicht nach unten gerollt werden. Es besteht sonst die Gefahr von Einschnürungen.

Die Strümpfe werden alle 2–3 Tage gewechselt. Sie werden regelmäßig gewaschen. Erst wenn der Patient vollständig mobilisiert ist, kann auf die Strümpfe verzichtet werden.

Praxistipp

Durchblutungsstörungen vermeiden

Beim Anlegen von medizinischen Thromboseprophylaxestrümpfen gilt:

- Kontrollieren Sie die Beine auf: Einschnürungen, Hautrötungen und *Ödeme.*
- Beobachten Sie die Füße und Zehen im Hinblick auf: Blässe, Blaufärbung, *Sensibilitätsstörungen* (Störungen der Wahrnehmung und Gefühle), Kältegefühl, Schmerzen.

Intermittierende pneumatische Kompression

Die intermittierende pneumatische Kompression macht man bei Risikopatienten auf den Intensivstationen. Dem Patienten werden Beinmanschetten angelegt, die sich automatisch abwechselnd mit Luft füllen und wieder leeren.

Venenpflege

Die Venen können gepflegt werden. Dadurch kann Gefäßwandschäden und Venenerkrankungen wie *Varizen* (Krampfadern) vorgebeugt werden.
Pflegekräfte **informieren** und **beraten** den Patienten.
Folgende Maßnahmen unterstützen die **Muskel-Venen-Pumpe.** Und sie schützen die innere Schicht der Gefäßwände *(Intima)*:

- Regelmäßig bewegen: Gymnastik, Treppen steigen, Sport. Zum Beispiel: Wandern, Schwimmen, Radfahren.
- Bei langem Stehen die Beine gleichmäßig belasten. Die Positionen häufig wechseln. Die Beine zwischendurch hochlegen.
- Viel barfuß laufen. Aber nicht bei peripheren Durchblutungsstörungen.
- Schuhe mit Absatz vermeiden. Denn die Muskel-Venen-Pumpe kommt bei hohen Schuhen kaum zum Einsatz.
- Bei langem Sitzen regelmäßig aufstehen und Bewegungsübungen durchführen.
- Beine im Sitzen nicht übereinanderschlagen oder abknicken.
- Enge Hosen, enge Kniestrümpfe oder enge Unterwäsche vermeiden.
- Die Fußsohlen mit einem Tennisball oder Igelball massieren.
- Kneippgüsse, Wechselfußbäder und Wassertreten machen.
- Auf eine gesunde Ernährung achten:
  - Genug trinken.
  - Sich ausgewogen und ballaststoffreich ernähren.
  - Übergewicht vermeiden.
  - Nicht rauchen. Wenig Alkohol trinken.

Um die Venen gesund zu erhalten und einer Thrombose vorzubeugen, können kniehohe Kompressionsstrümpfe auch in diesen Situationen getragen werden: während der Arbeit oder während eines Langstreckenflugs.

Medikamentöse Maßnahmen

Der dritte Faktor der Virchow-Trias ist die **Blutgerinnungsneigung.** Sie kann durch Medikamente beeinflusst werden.
Ohne medikamentöse **Thromboseprophylaxe** sterben Patienten häufig an den Folgen einer Thrombose.

3

Deshalb wird bei allen Patienten, die weniger als sechs Stunden am Tag das Bett verlassen, eine *prophylaktische* **Heparinisierung** durchgeführt. Also eine vorbeugende Gabe von Heparin.
Die Heparinisierung wird durch aktive Bewegungsübungen und medizinische Thromboseprophylaxestrümpfe ergänzt. Die Thromboseprophylaxestrümpfe komprimieren die oberflächlichen Venen und verbessern dadurch den venösen Rückfluss im tiefen Venensystem. Der beste Schutz vor Thrombose ist die frühe Mobilisation.

Medikamente, die die Gerinnung hemmen, nennt man *Antikoagulanzien.*
Zu den Antikoagulanzien gehören: Heparine, Cumarinderivate und Fibrinolytika. Für die Thromboembolieprophylaxe werden meistens Heparine verordnet. Diese werden als *subkutane Injektion* (Spritze in das Bauchfett) von den Pflegefachpersonen gegeben.
Pflegefachpersonen beobachten die Einstichstelle auf Einblutungen oder Entzündungen. Sie beobachten auch den Gesamtzustand des Patienten. Zum Beispiel auf Blutungsneigung und allergische Reaktionen.
Manchmal bekommen Patienten Fertigspritzen mit nach Hause.
Pflegefachpersonen informieren die Patienten über das Medikament. Und sie informieren auch die Angehörigen. Pflegefachpersonen leiten die Durchführung der subkutanen Injektion an. Sie klären über unerwünschte Wirkungen auf. Und über Hautveränderungen.
Antikoagulanzien gibt es auch als Tablette. Sie heißen: *orale Antikoagulanzien.*
Wenn Patienten **Antikoagulanzien** als Tabletten einnehmen, dann müssen sie darauf achten, sich nicht zu verletzen. Denn es besteht eine erhöhte Blutungsneigung. Injektionen in den Muskel dürfen wegen der Gefahr starker Einblutungen ins Gewebe nicht verabreicht werden.

Vor einer geplanten Operation müssen orale Antikoagulanzien abgesetzt werden.
Wenn Patienten Medikamente zur Gerinnungshemmung einnehmen, dann müssen sie regelmäßig ihre Blutwerte überprüfen lassen. Der Grad der Gerinnungshemmung kann anhand des Blutwertes **INR** überprüft werden.
Wenn Patienten Cumarinderivate einnehmen, dann sollten sie stark Vitamin-K-haltige Lebensmittel nur in geringen Mengen essen. Stark Vitamin-K-haltige Lebensmittel sind zum Beispiel: grünes Gemüse und Salate. Diese Lebensmittel setzen die Wirkung von Cumarinen herab.

3.2 Unterstützung der Atmung

Patienten mit Erkrankungen des Herz-Kreislaufsystems leiden oft unter **Atemnot.** Das Fachwort für Atemnot heißt: *Dyspnoe.*
Die Atemnot verschlimmert sich meistens bei Belastung. Und sie verschlimmert sich im Liegen. Die Atemnot bessert sich meistens beim Aufsetzen. Daher beobachten Pflegefachpersonen bei kardiologischen Patienten besonders die Atmung:

- Atemfrequenz?
- Atemnot?
- Atemgeräusche?
- Zyanose?

Die Überwachung der Sauerstoffsättigung durch die Pulsoxymetrie ist heute Standard bei Patienten mit akuten Herzerkrankungen.
Bei Bedarf unterstützt die Pflegefachperson den Patienten bei der Oberkörperhochlagerung oder der Herzbettpositierung. Die Pflegefachperson sorgt für ausreichend frische Luft. Sie verabreicht Sauerstoff nach Arztanordnung.

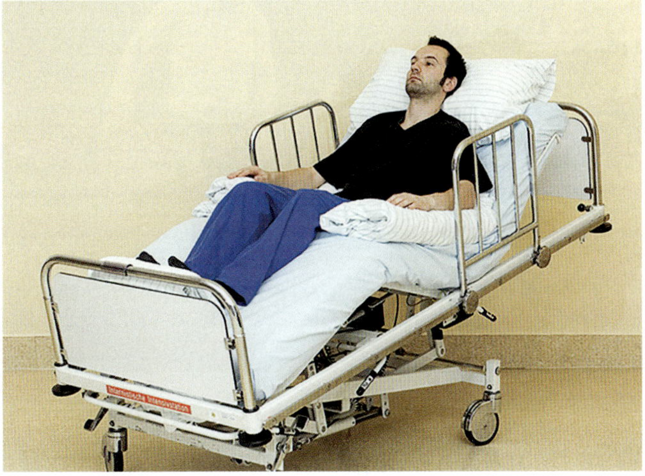

Abb. 3.8 Patient in Herzbettpositionierung [K115]

3.3 Unterstützung der Bewegung

Bewegungsmangel ist oft ein Grund für die Entstehung von Kreislauferkrankungen und Gefäßerkrankungen.
Bewegung kann vorbeugend wirken. Bewegung kann aber auch bei vorhandener Erkrankung den Verlauf verlangsamen. Und sie kann die Symptome verbessern. Bewegung **reguliert** bei regelmäßiger Durchführung den **Blutdruck.** Sie stärkt die Herzkraft. Und Bewegung senkt den Ruhepuls.

Bewegung verbessert:

- die Fließeigenschaften des Bluts
- die Ausschöpfung des Sauerstoffs vom Blut
- die Funktionsfähigkeit vom Gefäß

Bewegung hilft, die Blutfette und das Körpergewicht zu **senken.**
Bewegung verbessert den **venösen Rückfluss** aus den Beinen zum Herzen. Sie unterstützt den Lymphfluss in den Lymphgefäßen.
Bewegung baut außerdem körperlichen und psychischen **Stress** ab. Stress wird auch als Risikofaktor für kardiovaskuläre Erkrankungen genannt.
Die Bewegung findet am besten an der frischen Luft statt.
Bei der Bewegung sollten möglichst viele und möglichst große Muskelgruppen beteiligt sein. Wie zum Beispiel beim Radfahren, Walken oder Schwimmen.
Vorteilhaft ist auch Bewegung im Alltag. Zum Beispiel kurze Strecken zu Fuß oder mit dem Fahrrad zurücklegen. Oder Treppe laufen statt Aufzug fahren.

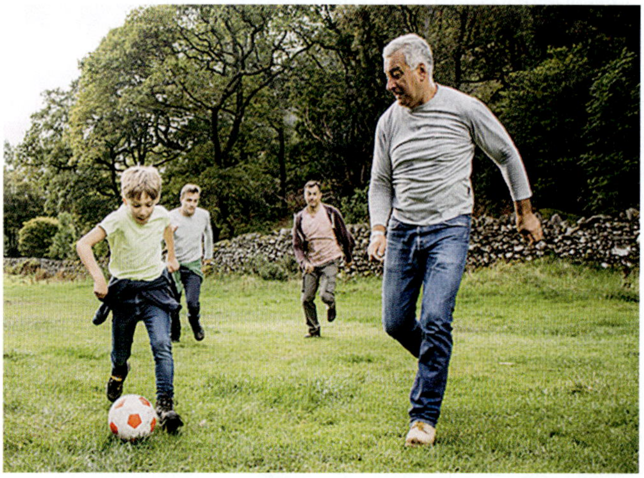

Abb. 3.9 Bewegung mit Freunden und Familie macht Spaß. [J787]

Was beachten Pflegefachpersonen beim Mobilisieren?

In der **akuten Phase** einer Herzerkrankung kann körperliche Belastung die Situation **verschlechtern.**
Der Arzt entscheidet, welche körperliche Belastung sich der Patient zumuten darf. Das hängt von der Art und Schwere der Erkrankung ab. Manche Patienten meiden von selbst körperliche Anstrengung. Andere müssen gebremst werden.
Pflegefachpersonen und Physiotherapeuten unterstützen den Patienten bei der stufenweisen Mobilisation. Dabei beobachten sie: Atmung, Puls, Blutdruck, Gesichtsfarbe und das allgemeine Befinden des Patienten.

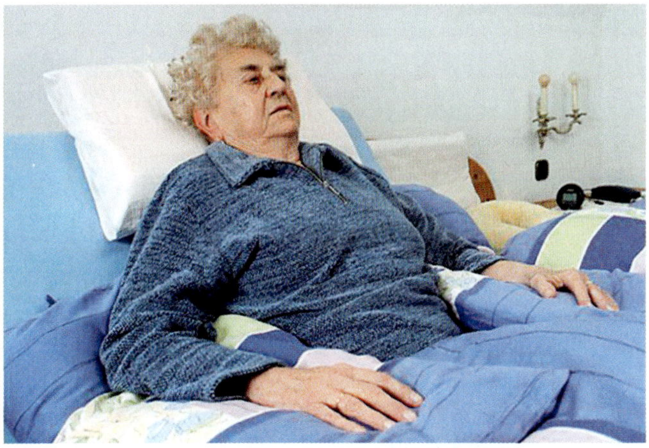

Abb. 3.10 Herzbettpositierung [K115]

Wenn der Patient Bettruhe einhalten muss, dann empfindet er meistens die **Oberkörperhochlagerung** als angenehm. Oder die **Herzbettlpositionierung** dabei kann er Füße und Hände abstützen.

Notfall

Vorsicht!
Oberkörperhochlagerung und Beintieflagerung bei der Herzbettpositionierung erleichtern die Atmung. Und sie entlasten das Herz. Allerdings kann der arterielle Blutdruck gefährlich abfallen. Es können ein kardiogener Schock oder eine Minderdurchblutung des Gehirns drohen. Bei einem Blutdruck kleiner als 90 mmHg und einem Puls größer als 100 in der Minute muss die Lagerung abgebrochen werden.

Gefäßtraining

Neben der Bewegung wird auch ein **Gefäßtraining** angewendet. Je nachdem ob Arterien, Venen oder Lymphgefäße betroffen sind.
Das Gefäßtraining ist auch für weniger mobile Patienten geeignet.

Merkhilfe

S-L-Regel bei Erkrankungen der Venen
S wie Stehen und Sitzen vermeiden.
Denn dabei ist die Muskelpumpe nicht aktiv. Das venöse Blut kann leichter in Richtung Füße versacken.
L wie Laufen und Liegen sind besser.
Bei längerem Stehen kann durch Anspannen der Beinmuskulatur der venöse Rückfluss gefördert werden.

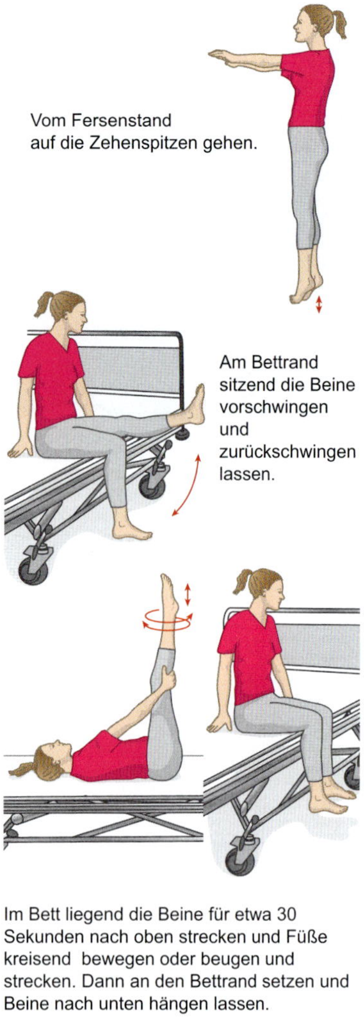

Abb. 3.11 Gefäßtraining bei arteriellen Erkrankungen [L138]

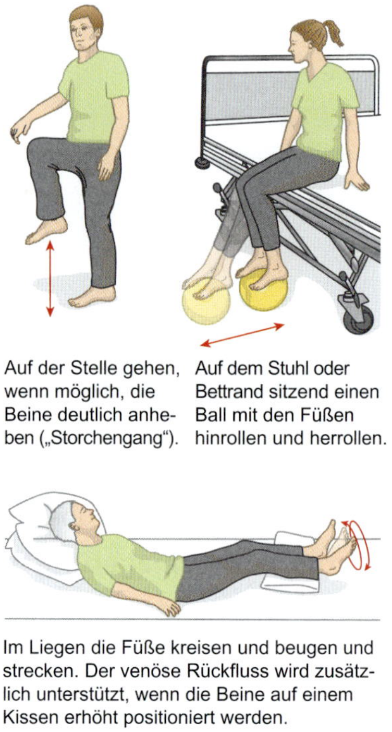

Abb. 3.12 Aktivierung der Wadenmuskelpumpe [L138]

Beim **Lymphödem** steht die **Entstauung** des Gewebes im Vordergrund.
Die Entstauung geschieht durch eine Kompressionstherapie zusammen mit **Bewegungsübungen.** Als Bewegungsübungen können auch Übungen für venöse Erkrankungen gewählt werden. Alle Übungen dienen auch der Prophylaxe von Lymphödemen.
Physiotherapeut und Pflegefachpersonen erstellen einen Bewegungsplan. Der Plan berücksichtigt die Krankheitssituation und das Allgemeinbefinden des Patienten. Und seine körperliche Leistungsfähigkeit.
Die Bewegungsübungen sollen mehrmals täglich durchgeführt werden. Die Übungen sollten regelmäßig durchgeführt werden.
Beim Auftreten von Schmerzen wird der Arzt informiert.

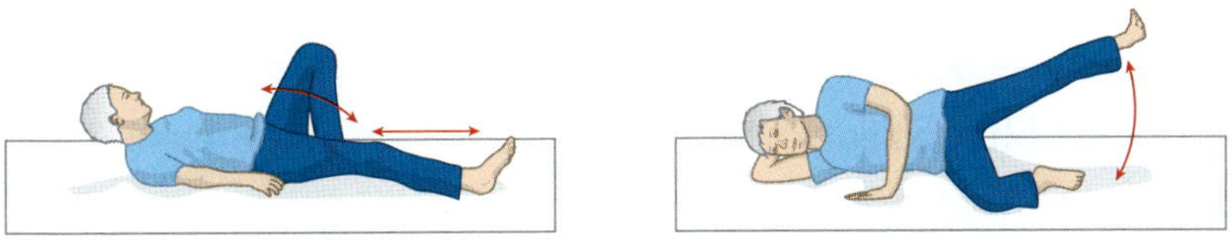

Beine abwechselnd in Hüftgelenk und Kniegelenk beugen und strecken.

Oben liegendes Bein anheben und senken.

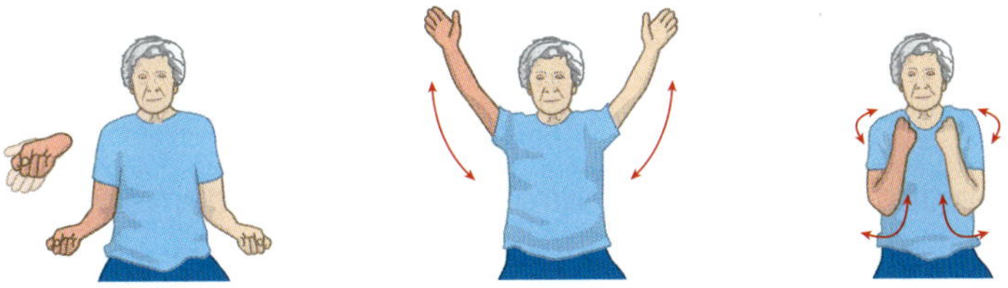

Hände zur Faust ballen und wieder öffnen.

Arme gestreckt nach oben heben und wieder fallen lassen.

Arme zum Körper anbeugen und wegstrecken.

Abb. 3.13 Bewegungsübungen bei Beinlymphödem und Armlymphödemen [L138]

3.4 Unterstützung beim Positionieren

Neben der aktiven Bewegung spielt die Positionierung bei allen Gefäßerkrankungen eine wichtige Rolle.

Erkrankungen der Arterien

Die Beine werden immer **tief** positioniert. Durch das tiefe Positionieren wird die arterielle Durchblutung in Richtung Fuß unterstützt. Wenn die Fersen zur Dekubitusprophylaxe frei positioniert werden, dann müssen die Füße der tiefste Punkt sein. Darauf achten die Pflegefachpersonen. Sie stellen die ganze Bettebene leicht in Richtung Fuß. Wenn der Patient ab und zu am Bettrand oder auf dem Stuhl sitzt, dann unterstützt das die arterielle Durchblutung.

Praxistipp

Vorsicht! Bei Arterienerkrankungen **keine** Hochpositionierung der Beine!

Gleichzeitige Erkrankung der Arterien und Venen

Hier ist eine Flachpositionierung der Beine sinnvoll. Mit kurzen Phasen einer Tiefpositionierung. Keine Hochpositionierung.

Lymphatische Erkrankungen

Der lymphatische Fluss ist herzwärts gerichtet. Deshalb wird das betroffene Körperteil immer **erhöht** positioniert. Der Patient soll ein längeres Herunterhängen von Arm oder Bein vermeiden.

3.5 Unterstützung bei der Ernährung

Bei Kreislaufkranken und Gefäßkranken wird geraten, das Übergewicht zu **verringern** durch:

- abwechslungsreiche Ernährung
- ballaststoffreiche Ernährung
- fettarme und zuckerarme Ernährung
- körperliche Bewegung

Risikofaktoren einer **Hypertonie** sind: *Adipositas* (Übergewicht) und hohe Mengen an Kochsalz. Deshalb wird eine salzarme Ernährung empfohlen.
Hyperlipidämie (hohe Blutfettwerte) sind ein wichtiger Risikofaktor für: **Arteriosklerose** und weitere Erkrankungen des Herz-Kreislaufsystems. Deshalb werden wenig Fett und Cholesterin empfohlen.
Geringe Mengen Alkohol sind bei den meisten Patienten erlaubt.
Größere Mengen Alkohol führen zur Erhöhung des Blutdrucks. Deshalb sollen sie gemieden werden.

Was beachten Sie bei der Ernährung?

Eine ungesunde Ernährung stellt ein Risiko dar für die *KHK,* also die **k**oronare **H**erz**k**rankheit.
Die Arteriosklerose der Herzkranzgefäße kann durch eine Änderung der Ernährung positiv beeinflusst werden. Ärzte, Pflegefachpersonen und Diätassistenten beraten den Patienten über eine Umstellung der Ernährung. Und sie beraten zur Abnahme von Gewicht. Pflegefachpersonen informieren den Patienten über geeignete Nahrungsmittel.

Was beachten Sie bei der Ausscheidung?

Bei Patienten mit einer **Herzinsuffizienz** lagert sich häufig Flüssigkeit in den Knöcheln ein. Oder es lagert sich Flüssigkeit in den Lungen ein. Die Flüssigkeit in den Lungen führt zu verminderter Belastbarkeit und schlechterer Atmung mit Atemnot.
Pflegefachpersonen messen die Urinausscheidung. Sie kontrollieren täglich das Gewicht. Und sie kontrollieren die Beinödeme. Bei Bedarf erstellen sie eine Flüssigkeitsbilanz.
Patienten mit körperlicher Schonung und Einschränkungen beim Trinken haben oft Verstopfung. Das Fachwort für Verstopfung heißt: *Obstipation.*
Durch die Verstopfung pressen die Patienten beim Stuhlgang vermehrt. Das Pressen belastet das Herz. Und es löst Atemnot aus. Pflegefachpersonen führen deshalb eine **Obstipationsprophylaxe** durch.

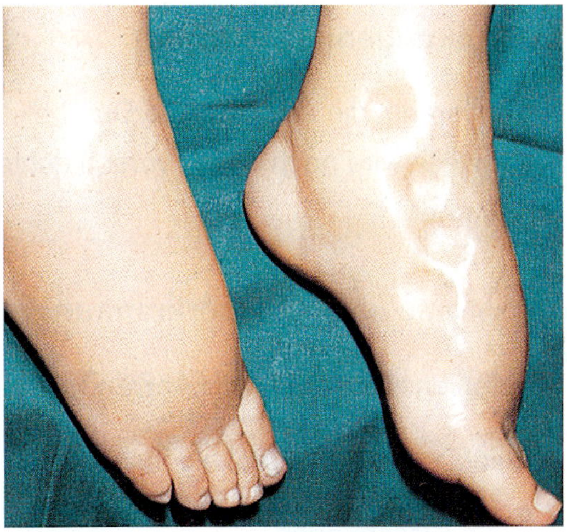

Abb. 3.14 Ödeme in den Knöcheln bei Herzinsuffizienz
[G476]

3.6 Unterstützung durch Kälte oder Wärme

Anwendung von Wärme

Erkrankungen der Arterien

Das erkrankte Bein wird warmgehalten. Zum Beispiel mit Wollsocken oder einem Watteverband.
Es dürfen **keine** Wärmeanwendungen durch **Wärmflasche** angewendet werden.
Die Wärmflasche erweitert nur die gesunden, aber nicht die erkrankten Arterien.
Dadurch verschlechtert sich die Durchblutung noch mehr.

Außerdem hat der Patient durch die Erkrankung oft ein gestörtes Temperaturempfinden. Durch das gestörte Temperaturempfinden nimmt er Wärme nicht mehr richtig wahr. Dadurch können Verbrühungen entstehen.

Venenerkrankungen und lymphatische Erkrankungen

Die lokale Anwendung von Wärme führt zu einer Erschlaffung der Gefäße. Die Erschlaffung der Gefäße führt zu einem venösen Rückstau. Sie fördert die Bildung von Varizen und Lymphödem.
Eine Steigerung der arteriellen Durchblutung führt zur Verstärkung eines Lymphödems. Nicht zu empfehlen sind daher: lange Fußbäder, Wannenbäder und Sonnenbäder oder Saunagänge. Zügiges Duschen ist möglich.

Anwendung von Kälte

Erkrankungen der Arterien

Kälte verengt die Arterien. Die Durchblutung der schon schlechter durchbluteten Körperteile wird noch weiter verschlechtert. Kälte wird nur bei Venenerkrankungen angewendet.

Hypotonie und Venenerkrankungen

Empfehlenswert sind kalte Anwendungen von Wasser:

- Kniegüsse und Schenkelgüsse
- kühle Waschungen
- Abduschen der Beine
- Wassertreten und Tautreten
- Schwimmen

Das trainiert und strafft die Gefäße. Und es bringt den Kreislauf in Schwung.
Anwendungen mit kaltem Wasser dürfen nur bei warmem Körper und warmen Beinen erfolgen.
Bei kalten Beinen sind Wechselgüsse möglich. Dabei mit warm beginnen. Und mit kalt aufhören.

Hautpflege

Bei allen Erkrankungen der Gefäße heilen selbst kleine **Wunden** nur schlecht. **Infektionen** breiten sich in dem schlechter durchbluteten oder ödematös geschwollenen Gewebe schnell aus. Der Patient sollte nicht barfuß laufen, um Verletzungen zu vermeiden. Die Fußpflege darf nur von Fachpersonal durchgeführt werden.

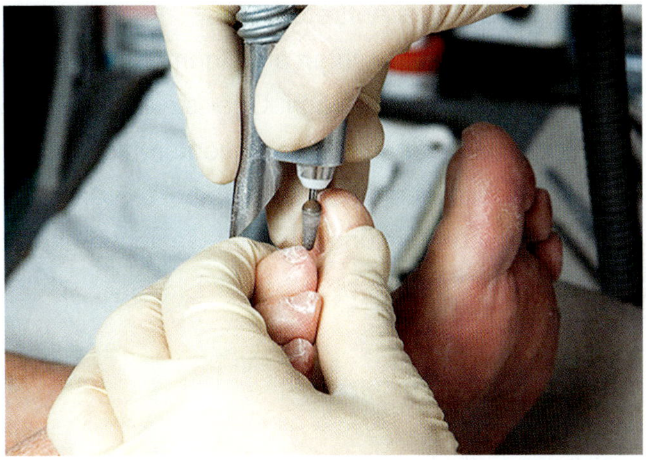

Abb. 3.15 Fußpflege sollte nur von Fachpersonal durchgeführt werden, um Verletzungen zu vermeiden. [K115]

Patienten mit Erkrankungen der Gefäße haben oft eine anfällige oder problematische Haut. Zum Beispiel: trockene Haut, Neigung zu rissiger Haut. Durch rissige Haut steigt das Risiko, dass Erreger eindringen. Zum Beispiel: Pilze, Viren oder Bakterien.
Das betroffene Körperteil wird täglich mit lauwarmem Wasser gewaschen und gründlich abgetrocknet. Meistens sind das die Beine.
Gut sitzendes Schuhwerk beugt Druckstellen vor.
Die Kleidung sollte so **locker** sitzen, dass sie

- nicht die Blutzirkulation bei arteriellen Erkrankungen verhindert.
- nicht den venösen Rückfluss bei venösen Erkrankungen behindert.
- nicht das ödematös geschwollene Gewebe einschnürt.

3

3.7 Unterstützung durch Gespräche

Im Gespräch mit dem Patienten werden manche Sorgen deutlich. Viele Patienten haben Angst vor einer Verschlechterung ihres Zustands.
Die Betroffenen fragen sich, wie ihr Leben nach der Entlassung aussehen wird.
Die Pflegefachpersonen gehen einfühlsam auf den Patienten ein. Sie vermitteln ihm Sicherheit. Pflegefachpersonen vermitteln diese Sicherheit durch Fachinformationen. Und durch sicheres Auftreten.
Pflegefachpersonen achten auf Schmerzen des Patienten. Patienten äußern die Schmerzen im Gespräch. Oder sie zeigen die Schmerzen *nonverbal.*
Nonverbal bedeutet, dass die Patienten nicht sagen, dass sie Schmerzen haben.
Pflegefachpersonen erkennen Schmerzen an diesen Anzeichen: einem erhöhten Puls, einer Schonhaltung oder am Gesichtsausdruck des Patienten.

4 Wie stellt man Herz-Kreislauf-Erkrankungen fest?

Das Feststellen von Erkrankungen nennt man *Diagnose.*
Beschwerden des Herz-Kreislauf-Systems werden oft **lange nicht bemerkt.** Der Betroffene hat keine Beschwerden. Anzeichen für Erkrankungen werden nicht gesehen. Erst spät treten Beschwerden auf, die zu weiteren Abklärungen führen. Folgende Beschwerden sind auffällig. Sie können auf Erkrankungen des Herz-Kreislauf-Systems hindeuten:

- Verminderte körperliche Belastbarkeit. Schnellere Erschöpfung im Vergleich zu Gleichaltrigen.
- *Dyspnoe* (Atemnot) meist bei Belastung.
- Schmerzen in der Brust (*Thoraxschmerz*).
- Ödeme, also Einlagerungen von Wasser. Sie treten meist in den Beinen auf.
- Zyanose, also bläulich verfärbte Haut und Schleimhäute.
- Abweichungen der Blutdruckwerte.
- Herzstolpern, Herzrasen.
- Zu schneller Puls.
- Zu langsamer Puls.
- Unregelmäßiger (*arrhythmischer*) Puls.
- Schwindel oder kurze Bewusstlosigkeit (*Synkopen*).
- Mit dem Stethoskop hörbare zusätzliche Herztöne oder Herzgeräusche.

Praxistipp

Herztöne und Herzgeräusche

Normalerweise hört man mit dem Stethoskop **2 Herztöne.**
Den ersten Herzton hört man zu Beginn der **Systole.** Den zweiten Herzton hört man am Übergang von der Systole zur **Diastole.**
Herzgeräusche liegen **zwischen** den Herztönen und dauern länger. Ein Geräusch während der Systole heißt *Systolikum.* Ein Geräusch während der Diastole heißt *Diastolikum.* Es gibt auch *systolisch-diastolische* Herzgeräusche.
Bei Kindern sind Herzgeräusche auch bei Gesunden möglich und häufig.
Bei Erwachsenen sind Herzgeräusche immer Ausdruck einer Erkrankung.

4.1 EKG

Begriffserklärung

EKG ist die Abkürzung von **Elektrokardiogramm.**
Ein EKG erkennt die elektrischen Aktivitäten des Herzens. Und es zeichnet diese auf.

Das **EKG** ist wichtig zum Erkennen von Erkrankungen des Herz-Kreislaufsystems.
Es gibt Auskunft:

- über den Herzrhythmus
- über die Erregungsleitung im Herzen
- teilweise über die Herzmuskulatur

Ein EKG erfolgt deshalb nicht nur zur Diagnostik und zur Kontrolle der Therapie bei Herzerkrankungen. Es wird auch in diesen Fällen verwendet: als Sportuntersuchung, zur Überwachung gefährdeter Patienten oder bei Eingriffen.
Eine Beurteilung der Herzleistung ist mit dem EKG nicht möglich.
Welche EKG-Form durchgeführt wird, hängt von der Fragestellung ab.
Am häufigsten ist das **Ruhe-EKG.** Nach der Ableitung wertet der Arzt das EKG nach einer festen Vorlage aus.

Tab. 4.1 EKG-Formen

EKG-Form	Was wird gemacht?	Wann wird es gemacht?	Was ist zu beachten?
Ruhe- EKG	normales EKG am ruhenden, liegenden Patienten	• Routine-Untersuchungen, Sportuntersuchungen • Monitoring: bei OPs, Eingriffen oder auf der Intensivstation • bei bekannten Herzerkrankungen	pflegerische Betreuung siehe Seite 79
Langzeit-EKG	EKG, das mindestens 24 Stunden am Patienten angebracht ist	Überprüfung von Rhythmusstörungen oder Durchblutungsstörungen des Herzens. Zum Beispiel bei unklaren Synkopen.	• bewegungssichere Befestigung der Ableitungskabel am Patienten • Anleitung des Patienten zum Notieren von Beschwerden
Belastungs-EKG	EKG und Blutdruckmessung während immer stärker werdender Belastung auf dem Laufband oder Fahrrad	• Sportuntersuchung • Kontrolle der Belastbarkeit bei Herzerkrankungen • Reizung von belastungsabhängigen Rhythmusstörungen	• Anwesenheit von Arzt und Notfallkoffer • bewegungssichere Befestigung der Ableitungskabel am Patienten • regelmäßiges Fragen nach Beschwerden • Blutdruckkontrolle • Abbruch bei bestimmten Beschwerden oder EKG-Veränderungen
Intrakardiales EKG (EKG im Herz)	Ableitung vom EKG während einer Herzkatheteruntersuchung	Feststellen von Störungen im Herzen bei Herzrhythmusstörungen	pflegerische Betreuung siehe Seite 79

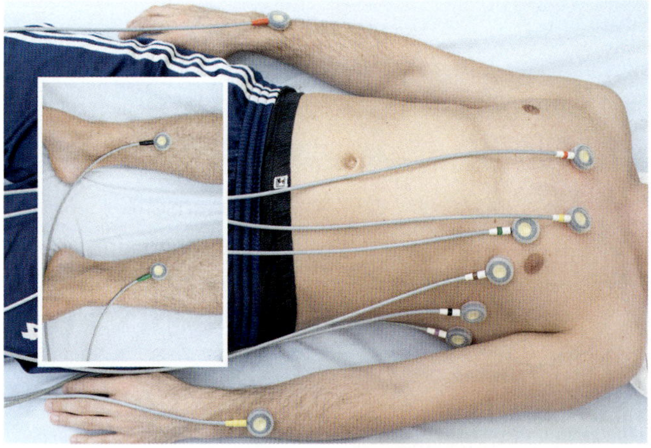

Elektrode	Ableitungsort
rot	rechter Arm
gelb	linker Arm
grün	linkes Bein
schwarz	rechtes Bein

Merkregel für 1.–3. Elektrode:
Ampelfarben im Uhrzeigersinn, beginnend mit rot beim rechten Arm

Abb. 4.1 Durchführung Ruhe-EKG [K115]

Wie liest man ein EKG?

Das EKG zeichnet eine **Kurve** auf. Diese Kurve zeigt den Zyklus des Herzens. Ein normaler Herzschlag hat im EKG die Form einer **Welle.**

Begriffserklärung

P-Welle: Die P-Welle zeigt das Zusammenziehen der Vorhöfe.
QRS-Komplex: Der QRS-Komplex zeigt das Zusammenziehen der Herzkammern.
T-Welle: Die T-Welle zeigt die Entspannungsphase der Herzkammern.
PQ-Zeit: Das ist die Zeit vom Beginn der P-Welle bis zum Anfang der Q-Zacke beim QRS-Komplex.
ST-Strecke: Die Strecke vom Ende des QRS-Komplexes bis zum Anfang der T-Welle.

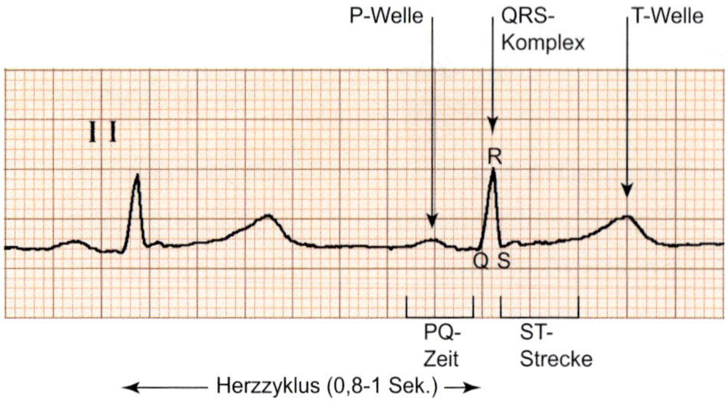

Abb. 4.2 Normalbefund eines EKGs mit den wichtigsten Kennzeichen für die Diagnose [L106]

Betreuung durch Pflegefachpersonen

Pflegerische Maßnahmen und Betreuung sind:

- Die EKG-Elektroden korrekt anbringen.
- Bei Langzeit-EKG und Belastungs-EKG die Elektroden zusätzlich festkleben.
- Den Patienten auffordern, während des EKGs ruhig liegen zu bleiben.
- Nach der Aufzeichnung die Qualität des EKGs beurteilen.
- Elektroden und Gel entfernen. Dem Patienten beim Anziehen helfen.
- Das EKG beschriften: Datum, Name und Geburtsdatum des Patienten, Ableitungsmodus, Besonderheiten. Dem Arzt geben.
- EKG-Elektroden und Kabel nach Hygienestandard aufbereiten.

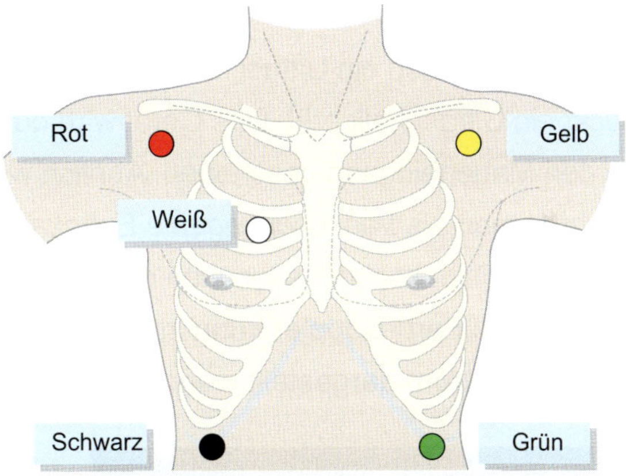

Abb. 4.3 Richtige Position der Elektroden [L157]

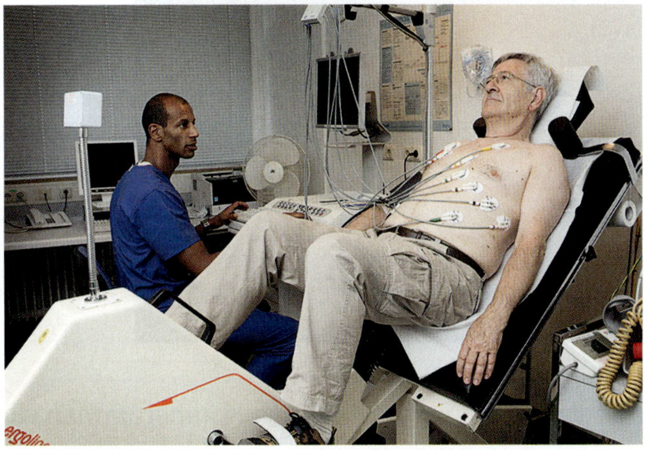

Abb. 4.4 Belastungs-EKG [K115]

4.2 Bildgebende Verfahren

Bildgebende Verfahren nennt man Maßnahmen zur Diagnostik, die Bilder vom Inneren des Körpers machen.
Das wichtigste **bildgebende Verfahren** in der Kardiologie ist die *Sonografie* des Herzens.
Sonografie bedeutet **Ultraschall.** Durch Schallwellen kann das Innere des Körpers sichtbar gemacht werden.
Ein weiteres Verfahren ist die *Echokardiografie.* Sie wird auch als **Herzecho** bezeichnet.
Bei der **Echokardiografie** wird Folgendes beurteilt:

- Herzkammer: Größe der Herzkammer?
- Beweglichkeit der Herzkammern: Liegt ein Herzinfarkt vor?
- Auswurfleistung: Anzeichen einer Herzinsuffizienz vorhanden?

Manchmal wird auch ein Ultraschall durch die Speiseröhre gemacht. Der Patient schluckt ein Ultraschallgerät. Das Gerät wird durch die Mundhöhle in die Speiseröhre bis in den Mageneingang geschoben. Ähnlich wie bei einer Magenspiegelung. Dies bezeichnet man als *transösophageale Echokardiografie,* auch **TEE oder Schluckecho.** Durch das Schluckecho lassen sich die Vorhöfe und Klappen des Herzens besser darstellen. Ein Farb-Doppler kann zugeschaltet werden. Durch den Farb-Doppler kann der Blutstrom dargestellt werden. Zum Beispiel bei der Frage nach Herzfehlern.

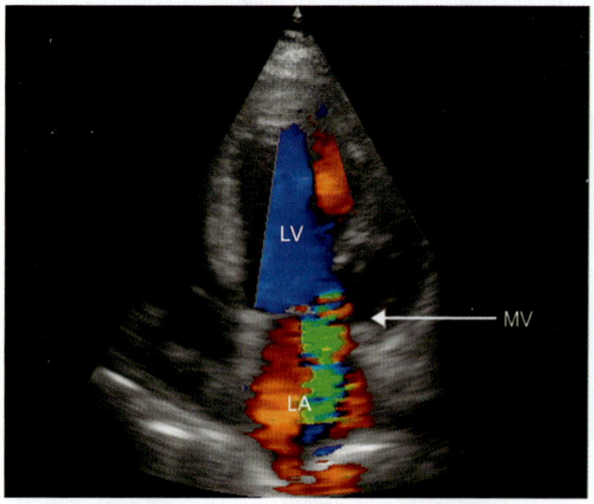

Abb. 4.5 Farb-Duplex-Echokardiografie. LV = linke Kammer, LA = linker Vorhof, MV = Mitralklappe. Das grüne Farbfeld entspricht dem Blut, das in der Systole von der Kammer in den Vorhof zurückfließt. [T828]

Für die Suche nach Kalk in den Koronararterien wird ein *Kardio-CT* verwendet.
Der *Kardio-MRT* wird zur Beurteilung vom **Myokard** eingesetzt. Das Myokard wird mit der Fragestellung nach einer Entzündung beurteilt. Oder bei Herzklappenfehlern. Und es wird zur Blutstrombeurteilung eingesetzt.

4.3 Invasive Maßnahmen zur Einschätzung der Herz-Kreislauf-Situation

Nicht-invasive Maßnahmen zur Einschätzung der Herz-Kreislauf-Situation sind die üblichen Messungen von Blutdruck und Puls.
Bei sehr kranken Patienten oder nach Operationen reichen die nicht-invasiven Maßnahmen aber nicht aus.
In diesen Fällen werden *invasive* Verfahren eingesetzt.

Arterielle Blutdruckmessung

Die arterielle Blutdruckmessung wird oft auf Intensivstationen oder IMC (***i****nter****m****ediate* ***c****are*) Stationen gemacht.
Meist wird in der *Arteria radialis* ein Katheter gelegt.
Durch den Katheter ist eine dauernde, direkte **Blutdruckmessung** möglich.
Die arterielle Druckwelle wird durch ein *Transducer* genanntes Gerät in ein elektrisches Signal umgewandelt. Dann wird die Druckwelle auf einem Monitor dargestellt.
Der Katheter muss dauerhaft mit Kochsalzlösung (NaCl) gespült werden, damit sich kein Blutgerinnsel bildet.
Die Druckkurve ermöglicht Rückschlüsse auf den Volumenhaushalt und die Berechnung des Herzzeitvolumens. Der arterielle Katheter kann zur Entnahme von Blutproben für die Blutgasanalyse genutzt werden.
Risiken sind: Blutungen einschließlich Hämatomen, Infektionen und Störungen der Durchblutung.

Pflegerische Betreuung

- Aseptischer Verbandwechsel alle 1–2 Tage.
- Beobachtung der Eintrittsstelle auf Entzündungszeichen.
- Beobachtung auf Durchblutungsstörungen und Hämatome im Verlauf der Arterie. Bei Auffälligkeiten sofort den Arzt informieren.
- Kalibrierung des Systems nach Vorgaben vom Hersteller.
- Sicherstellen, dass der arterielle Katheter dauerhaft gespült wird.

Begriffserklärung

Blutgasanalyse: Messung der Blutgase.
Aseptisch: ohne Keime.
Kalibrierung: Ein Messinstrument genau einstellen.

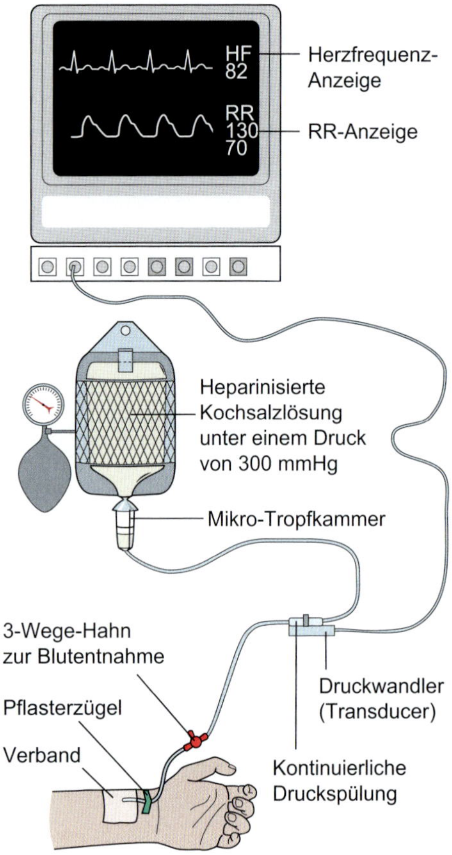

Abb. 4.6 Arterielle Blutdruckmessung [L190]

Messung des zentralen Venendrucks

Der **zentrale Venendruck** ist der Druck in den großen Hohlvenen.
Über einen korrekt liegenden *zentralen Venenkatheter* (**ZVK**) kann der **z**entrale **V**enen**d**ruck (ZVD) gemessen werden.
Der ZVD ist etwa so hoch wie der Druck im rechten Vorhof.
Außerdem ist eine Messung der zentralvenösen Sauerstoffsättigung möglich.
Die ZVD-Messung erfolgt mit einem Infusionssystem und einem Manometer. Diese werden über einen Dreiwegehahn an das Infusionssystem vom ZVK angeschlossen.

Pflegerische Betreuung

- Den Patienten in eine flache Rückenlage bringen.
- Den äußeren Nullpunkt am Thorax bestimmen und markieren. Der äußere Nullpunkt ist die Position der Katheterspitze vor dem rechten Vorhof.
- Das ZVD-Messsystem füllen. Es an den zentralen Venenkatheter anschließen.
- Den Messleistenzeiger und den äußeren Nullpunkt aufeinander ausrichten.

- Den Dreiwegehahn so stellen, dass keine anderen Infusionen laufen.
- Den ZVK mit der Kochsalzlösung durchspülen, um die Durchgängigkeit zu überprüfen.
- Für die Messung den Dreiwegehahn so stellen, dass nur die Verbindung zwischen Patient und Messleiste offen ist.
- Den ZVD an der Wassersäule im Messschenkel ablesen.
- Das Messsystem vom ZVK entfernen. Die Infusionen wieder laufen lassen.
- Den ZVD-Wert dokumentieren.

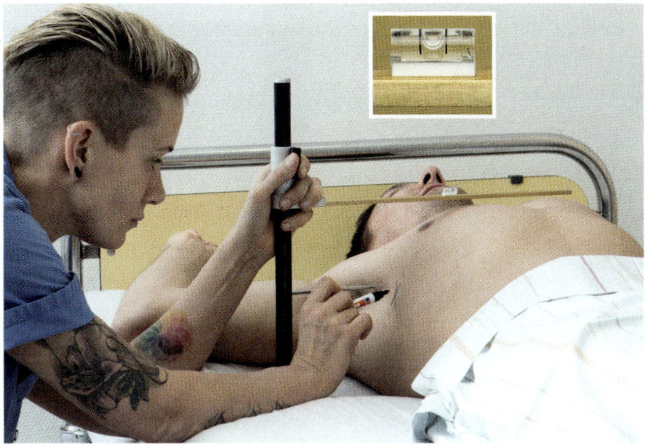

Abb. 4.7 Markierung des äußeren Nullpunkts bei der ZVD-Messung [K115]

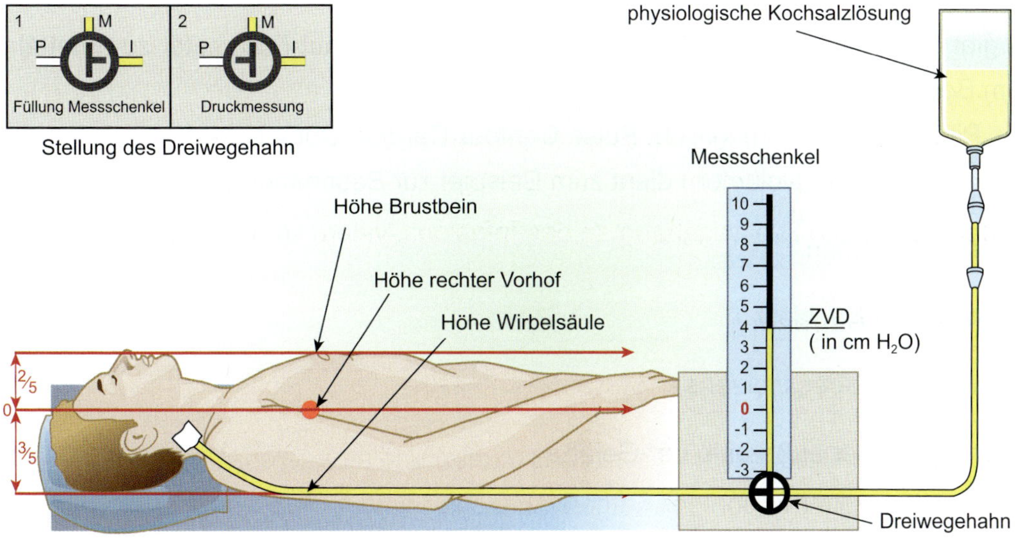

Abb. 4.8 Ablauf der ZVD-Messung. P = Patient; I = Infusion; M = Messsystem [L255]

4.4 Koronarangiografie

Die **Koronarangiografie** wird auch **Herzkatheter** oder Herzkatheteruntersuchung genannt.
Durch die Untersuchung lässt sich feststellen, wie **stark** die Koronararterien **verengt** sind.
Ein Herzkatheter wird ins Herz eingeführt. Das wird meistens über die Oberschenkelarterie gemacht. Über den Herzkatheter spritzt der Arzt **Kontrastmittel** in die Koronararterien. Die Untersuchung findet unter Röntgendurchleuchtung statt. So kann man die **Gefäße** darstellen. Engstellen oder Verschlüsse können erkannt werden.

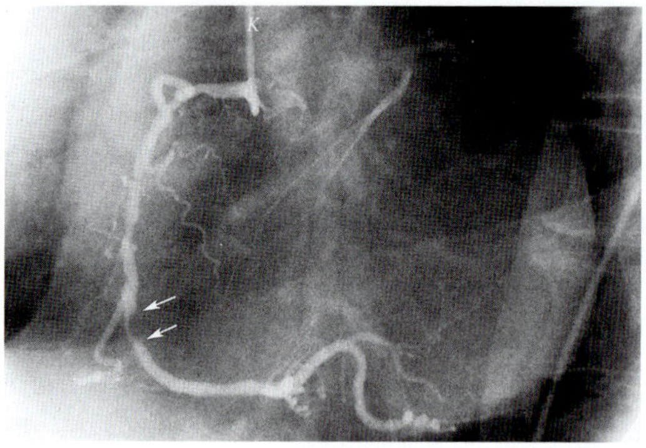

Abb. 4.9 Herzkatheteruntersuchung (Koronarangiografie) [T451]

4.5 Bestimmung weiterer Herz-Kreislauf-Parameter

Es gibt verschiedene Möglichkeiten, weitere Herz-Kreislauf-Parameter zu ermitteln. Zum Beispiel: Schlagvolumen und Herzzeitvolumen.
Das PiCCO®-System (englisch: **P**ulse **C**ontour **C**ardiac **O**utput, deutsch: Pulskontur-Herzzeitvolumen) dient zum Beispiel zur Bestimmung von:

- Herzzeitvolumen
- Vorlast und Nachlast
- Bewegungen des Herzens
- Lungenwasser außerhalb der Gefäße

5 Wie behandelt man Herz-Kreislauf-Erkrankungen?

Erkrankungen des Herzens werden meistens mit **Medikamenten** behandelt. Und mit einer Veränderung des **Lebensstils.** Das Fachwort für eine Behandlung ohne operativen Eingriff heißt: *konservative Behandlung.*
Wenn die Medikamente gut eingestellt sind und der Patient einen gesunden Lebensstil hat, dann kann er häufig lange Zeit gut leben.

5.1 Überwachung

Die Häufigkeit der **Überwachung** hängt von der Situation des Patienten ab.
Bei stabilen Patienten reichen meistens Kontrollen, die 2-mal bis 3-mal täglich gemacht werden.
In folgenden Fällen muss häufiger kontrolliert werden: bei Patienten mit akuten Herz-Kreislauferkrankungen oder bei schweren Symptomen. Manchmal werden die Patienten auch an einen Monitor angeschlossen, der dauerhaft die Werte misst.

Bei Patienten mit Herz-Kreislauferkrankungen gilt für Pflegefachpersonen immer:

- Messung von Blutdruck und Puls.
- Kontrolle der Atmung. Besonders achten auf:
  - Atemnot
  - Atemfrequenz
  - Atemgeräusche
  - Kontrolle der Hautfarbe auf Blässe oder Zyanose
- Überprüfen der Temperatur. Vor allem bei entzündlichen Erkrankungen des Herzens. Fieber belastet das Herz durch den beschleunigten Puls.
- Beobachtung von Ödemen. Bei Ödemen: tägliche Kontrolle des Gewichts.
- Kontrolle der Urinausscheidung. Bilanzierung der Flüssigkeit.

- Kontrolle der Stuhlausscheidung. Durch Beschränkungen der Flüssigkeit kommt es oft zu *Obstipation.*
- Überwachung der Medikamenteneinnahme. Beobachtung auf mögliche Nebenwirkungen.

5.2 Pflegerische Maßnahmen

Akute und fortgeschrittene Herzerkrankungen schränken den Patienten ein. **Pflegerische Unterstützung** wird notwendig:

- Lassen Sie den Patienten die Bettruhe nach Arztanordnung einhalten.
- Unterstützen Sie den Patienten nach persönlicher Situation bei den Lebensaktivitäten.
- Führen Sie alle Prophylaxen durch, die sich durch eine eingeschränkte Mobilität ergeben: Thromboseprophylaxe, Obstipationsprophylaxe und **Pneumonieprophylaxe.**

Praxistipp

Kinder mit Herzerkrankungen sind nur eingeschränkt körperlich leistungsfähig.
Bei kleinen Kindern liegt die Verantwortung bei den Eltern und Pflegefachpersonen, die körperliche Leistung einzuschätzen.
Größere Kinder und Jugendliche kennen meistens selbst ihre Grenzen.
Bewegung, Physiotherapie, Hobbys und Spiele werden zusammen mit dem behandelnden Arzt ausgewählt.

Psychische Begleitung

Patienten mit Herzerkrankungen erleben ihre Krankheit oft als lebensbedrohlich. Vor allem, wenn sie bereits akute Verschlechterungen erlebt haben. Sie sind häufig ängstlich. Und sie meiden körperliche Bewegung. Häufig kommen vor:

- Ständige Ängste. Zum Beispiel: im Schlaf zu sterben.
- Schlafstörungen.
- Gereiztheit.
- Die Patienten ergreifen von sich aus keine Möglichkeit, an Lebensaktivitäten teilzunehmen.

Pflegefachpersonen nehmen den Patienten ernst. Sie motivieren ihn aber auch, mit der Herzerkrankung ein möglichst selbstständiges Leben zu führen.
Die Teilnahme an einer Reha-Maßnahme oder einer Herzsportgruppe ist sinnvoll. Das bringt dem Patienten oft das Vertrauen in seine körperliche Leistungsfähigkeit zurück.

Beratung

Erkrankungen des Herzens entstehen oft durch **ungesunde** Gewohnheiten im Leben. Das betrifft vor allem die koronare Herzerkrankung.
Der Patient kann also durch Änderung seines Lebensstils dazu beitragen, das Fortschreiten der Krankheit zu vermindern. Und er kann dadurch eine Verschlechterung vermeiden. Auch bei anderen Erkrankungen des Herzens sollten alle Einflüsse vermieden werden, die das Herz **schädigen.**

Pflegefachpersonen **beraten** den Patienten und seine Angehörigen:

- Risikofaktoren verringern:
  - Rauchen einstellen
  - Gewicht abnehmen
  - fettarm ernähren
  - mehr bewegen
  - Werte des Blutdrucks im Normbereich halten
  - Werte des Blutzuckers im Normbereich halten
  - Stress reduzieren
- Medikamente müssen regelmäßig eingenommen werden. Und sie müssen genau nach Vorgabe eingenommen werden.
- Selbstkontrollen von Puls, Blutdruck und Gewicht sind wichtig.
- Pflegefachpersonen leiten zu Pulskontrollen und zu Blutdruckkontrollen an.
- Regelmäßige ärztliche Kontrollen durchführen lassen.
- Aufklärung über Symptome, die auf eine Verschlechterung hindeuten.

5

5.3 Medikamente

Antihypertensiva (Antihypertonika)

Antihypertensiva sind Medikamente, die den **Blutdruck senken.**
Antihypertensiva werden vor allem genommen gegen: **Herzinsuffizienz** und **koronare Herzkrankheit.**
Wenn die Patienten die Medikamente dauerhaft einnehmen, dann werden lang wirksame Tabletten oder Kapseln genommen. Das macht man, damit der Patient nicht so viele Tabletten oder Kapseln schlucken muss.
Kurz wirksame Präparate werden eingesetzt bei: Bluthochdruckkrisen oder im Angina-pectoris-Anfall. Zum Beispiel als Lösung oder Zerbeißkapsel. Bei Nitraten als Dosieraerosol.

Pflegerische Betreuung
Medikamente für das Herz-Kreislauf-System sind hochwirksam. Sie haben oft nur eine geringe *therapeutische Breite.* Therapeutische Breite bedeutet, dass es schnell zu **Unterdosierung oder Überdosierung** kommen kann.
Pflegefachpersonen sollten die Medikamentengruppen, Wirkungsweisen und wichtigsten Nebenwirkungen kennen. Weiter ist wichtig:

- Auf regelmäßige Einnahme der Medikamente achten.
- Medikamente richten und eingeben.
- Regelmäßige Kontrolle von Blutdruck und Puls.
- Beobachtung des Patienten auf Nebenwirkungen.
- Den Patienten informieren, dass er sich melden soll bei: Unwohlsein, Beschwerden und Veränderungen.
- Erklären, welches Medikament für einen Notfall geeignet ist.

ACE-Hemmer

ACE-Hemmer senken den Blutdruck. Die Bildung vom blutdrucksteigernden Angiotensin II aus Angiotensin I wird verringert. Als Folge daraus wird auch die Aldosteronproduktion verringert.
ACE-Hemmer wirken günstig auf Nieren und Herz.
Deshalb werden ACE-Hemmer in diesen Fällen gegeben: bei Herzinsuffizienz und nach Herzinfarkt.

Nebenwirkungen für ACE-Hemmer sind: *Hyperkaliämie* (zu viel Kalium im Blut) und eine Verschlechterung der Nierenfunktion.
Eine schwere Nebenwirkung ist das angioneurotische Ödem mit Gesichtsschwellung, Rachenschwellung und Kehlkopfschwellung. Wenn das angioneurotische Ödem auftritt, dann müssen ACE-Hemmer sofort abgesetzt werden.

Beispiele für ACE-Hemmer sind:

- Enalapril, zum Beispiel: Jutaxan®
- Lisinopril, zum Beispiel: Lisibeta®
- Ramipril, zum Beispiel: Delix®
- Trandolapril, zum Beispiel: Udrik®

Beobachtung
Am Anfang der Behandlung kann die Blutdrucksenkung durch ACE-Hemmer sehr stark sein. Deshalb fängt die Behandlung mit einer niedrigen Dosis an. Die Dosis wird dann gesteigert. Pflegefachpersonen kontrollieren besonders engmaschig **Puls** und **Blutdruck.**
Häufige Nebenwirkung ist außerdem ein **trockener Reizhusten.**
Manche Patienten vertragen keine ACE-Hemmer. Dann bekommen sie *AT 1-Blocker.*

Zum Beispiel:

- Candesartan, zum Beispiel: Atacand®
- Losartan, zum Beispiel: Lorzaar®
- Valsartan, zum Beispiel: Provas®

Betablocker (β-Blocker)

Im menschlichen Körper gibt es β-*Rezeptoren.* Diese wirken am *Sympathikus,* also der nicht willentlichen Steuerung der Aktivitäten der Organe. Am Herz und an den Gefäßen wirken die β-Rezeptoren auf diese Weise:

- Sie steigern: Frequenz, Schlagkraft, Erregbarkeit und Geschwindigkeit der Erregungsleitung am Herz. Dadurch wird das Herz *stimuliert,* also angeregt.
- Die Blutgefäße und die Bronchien erweitern sich.

Also:

- **senken** Betablocker den Blutdruck: Einsatz als **Antihypertensiva**.
- **entlasten** Betablocker das Herz direkt. Und sie entlasten es indirekt durch Blutdrucksenkung: Einsatz bei **Herzinsuffizienz.** Allerdings nur vorsichtig und wenn der Zustand des Patienten stabil ist. Denn Betablocker **schwächen** die Herzkraft.
- **verringern** Betablocker den Sauerstoffbedarf des Herzens: Einsatz bei koronarer Herzkrankheit, nach Herzinfarkt. Im Angina-pectoris-Anfall wird der Sauerstoffbedarf nicht verringert.
- **wirken** Betablocker gegen bestimmte Herzrhythmusstörungen: Einsatz als Antiarrhythmika.

Wichtige **Nebenwirkungen** der Betablocker sind:

- *Bradykardie,* also zu langsamer Puls. Verschlimmerung einer Herzinsuffizienz.
- Verengung der Bronchien. Daher ist Vorsicht bei Menschen mit Asthma geboten.
- Gefahr der *Hypoglykämie* bei Patienten mit Diabetes.
- Verschlechterung von Durchblutungsstörungen.

Beispiele für Betablocker sind:

- Bisoprolol, zum Beispiel: Concor®
- Metoprolol, zum Beispiel: Beloc-Zok®
- Carvedilol, zum Beispiel: Dilatrend®
- Nebivolol, zum Beispiel: Nebilet®

Kalziumantagonisten

Kalziumantagonisten (Kalziumkanalblocker) genannt, hemmen den Einstrom von Kalzium-Molekülen (**Ca^{2+}**) in glatte Muskelzellen und Herzmuskelzellen.
Dadurch:

- **erweitern** sich die Arterien. Es kommt zur Blutdrucksenkung und die Koronararterien erweitern sich, da größeres Angebot von Sauerstoff an die Herzmuskelzellen.

- **vermindert** sich die Herzkraft. Und damit vermindert sich der Sauerstoffverbrauch des Herzens.
- **verlangsamen** sich Erregungsbildung und Erregungsleitung im Herzen. Denn es handelt sich bei den erregungsbildenden und erregungsleitenden Zellen ebenfalls um Herzmuskelzellen.

Diese Auswirkungen sind bei den verschiedenen Kalziumantagonisten sehr unterschiedlich:

- Folgende Medikamente wirken auf die Gefäße: Amlodipin, zum Beispiel Novars. Nifedipin, zum Beispiel Adalat. Und Nitrendipin, zum Beispiel Bayotensin. Diese Medikamente werden eingesetzt gegen Bluthochdruck und bei der koronaren Herzkrankheit. Diese Medikamente werden nicht angewendet bei instabiler Angina pectoris und im ersten Monat nach einem Herzinfarkt. **Nebenwirkungen** sind: Kopfschmerzen und Ödeme in den Beinen.
- Verapamil. Zum Beispiel Isoptin® wirkt am Herzen. Es wird gegen manche Herzrhythmusstörungen eingesetzt. Nebenwirkung ist eine oft schwere Obstipation.
- Diltiazem. Zum Beispiel: Dilzem® wirkt auf Herz und Gefäße.

Nitrate

Nitrate **erweitern** die Blutgefäße. Vor allem die Venen und die Koronararterien. Sie **entlasten** das Herz. Und sie **verbessern** die Durchblutung des Herzens.
Kurz wirksame Nitrate werden in diesen Fällen verabreicht: im **Angina-pectoris-Anfall,** beim *akuten Koronarsyndrom* (Herzinfarkt) und beim akuten Lungenödem durch Linksherzinsuffizienz. Die kurz wirksamen Nitrate werden *sublingual* oder *i. v.,* in die Vene, verabreicht.
Damit die Nitrate **schnell** wirken können, müssen sie richtig verabreicht werden:

- **Nitratkapseln** sind Zerbeißkapseln. Sie werden zerbissen. Aber die Flüssigkeit wird nicht geschluckt, sondern im Mund behalten.
- **Nitratsprays** werden in den Mund gesprüht. Am besten unter die Zunge.

Lang wirksame Nitrate als Tablette oder Pflaster werden zur Vorbeugung vor Angina-pectoris-Anfällen gegeben.
Es muss eine Nitratpause von 12 Stunden täglich eingehalten werden.

Beispiele für Nitrate sind:

- Glyceroltrinitrat, zum Beispiel: Nitrolingual®
- Isosorbiddinitrat, zum Beispiel: ISDN, Isoket®
- Isosorbid-5-mononitrat, zum Beispiel: ISMN, Ismo®

Wichtige **Nebenwirkungen** der Nitrate sind:

- Anstieg der Herzfrequenz
- Abfall des Blutdrucks
- Kopfschmerz, der sogenannte Nitratkopfschmerz

Nitrate **lindern** nur die **Symptome.**
Nitrate lindern bei koronarer Herzkrankheit gut die Beschwerden. Sie verbessern aber die Krankheit nicht.

Herzglykoside

Herzglykoside verbessern die Herzkraft.
Sie haben aber **viele Nebenwirkungen.**
Deshalb werden sie nur noch bei bestimmten Herzrhythmusstörungen gegeben. Und als Medikament zweiter Wahl bei Herzinsuffizienz.
Herzglykoside sind zum Beispiel:

- Digitoxin, zum Beispiel: Digimerck®
- Digoxin, zum Beispiel: Lanicor®, Lanitop®, Novodigal®

Eine enge Beobachtung des Patienten ist wichtig.

Nebenwirkungen von Herzglykosiden sind:

- Übelkeit
- Erbrechen
- Durchfälle
- lebensgefährliche Herzrhythmusstörungen
- Sehstörungen in Form eines Grün-Gelb-Sehens

- Unruhe
- Alpträume
- Verwirrtheit
- Halluzinationen

Antiarrhythmika

Antiarrhythmika sind Medikamente gegen tachykarde **Herzrhythmusstörungen.**
Tachykarde Herzrhythmusstörungen können **lebensbedrohlich** sein.
Antiarrhythmika normalisieren den Herzrhythmus.
Antiarrhythmika verursachen aber **selbst** auch **Herzrhythmusstörungen.**
Deshalb werden Antiarrhythmika nur **akut** gegeben. Aber nicht dauerhaft.
Beispiele sind:

- Adenosin, zum Beispiel: Adrekar®
- Ajmalin, zum Beispiel: Gilurytmal®
- Amiodaron, zum Beispiel: Cordarexl®
- Propafenon, zum Beispiel: Rytmonorm®

Zur **Dauertherapie** von Herzrhythmusstörungen werden meist **Betablocker** eingesetzt.

6 Herzinfarkt

6.1 Was ist ein Herzinfarkt?

Begriffserklärung

Herzinfarkt bedeutet: das Absterben von Herzmuskelgewebe.
Das Fachwort für Herzinfarkt heißt: *Myokardinfarkt.*
Grund für das Absterben ist eine länger dauernde **Durchblutungsstörung.** Durch die Durchblutungsstörung kommt es zur Minderdurchblutung vom Herzmuskel.
Das Fachwort für Minderdurchblutung heißt: *Ischämie.*
Das Fachwort für Herzmuskel heißt: *Myokard.*
Meistens ist die Ursache ein Verschluss der Koronararterien bei bestehender KHK.
Etwa 30 Prozent der Betroffenen sterben noch vor dem Eintreffen im Krankenhaus. 5 bis 10 Prozent sterben im Krankenhaus.
Akutes Koronarsyndrom: Zusammenfassender Begriff für: die **instabile Angina pectoris, Herzinfarkt** und **plötzlicher Herztod.**

6.2 Welche Ursachen hat ein Herzinfarkt?

Ein Herzinfarkt entsteht fast immer bei bestehender KHK: In einer Koronararterie bildet sich auf arteriosklerotischem Gewebe ein **Thrombus.** Der Thrombus **verschließt** das Gefäß. Das Myokard erhält keinen Sauerstoff mehr und stirbt ab. Die abgestorbenen Herzmuskelzellen können vom Körper nicht ersetzt werden.

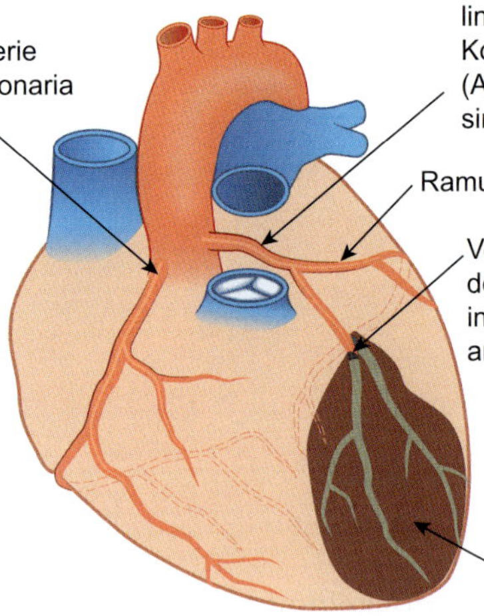

Abb. 6.1 Herzinfarkt. Durch Verschluss einer Koronararterie oder eines Koronararterienastes stirbt das von diesem Gefäß versorgte Herzmuskelgewebe ab. [L255]

6.3 Wie erkennt man einen Herzinfarkt?

Merkhilfe

Warnsignal **Schmerz**

Leitsymptom von akutem Koronarsyndrom und Herzinfarkt sind heftigste und andauernde Schmerzen. Die Schmerzen **strahlen** oft aus. Zum Beispiel hinter das Brustbein. Das Fachwort dafür heißt: *retrosternale Schmerzen.* Oder die Schmerzen strahlen in den Kiefer und den linken Arm. Die Schmerzen sprechen nicht auf Ruhe und Nitratgabe an.

Bei Frauen, alten Menschen oder Menschen mit Diabetes sind die Symptome manchmal anders, also *atypisch.* Diese Menschen haben ein Druckgefühl im Bauch oder Oberbauchschmerzen. Diesen Menschen ist oft auch einfach nur **übel.**

Neben den Schmerzen gibt es **weitere Symptome** bei einem Herzinfarkt:

- Blässe im Gesicht, kalter Schweiß
- Dyspnoe
- Schwäche
- Übelkeit
- Angst, Unruhe
- vor allem bei alten Menschen: Verwirrtheit durch Minderdurchblutung des Gehirns durch Blutdruckabfall

Viele Betroffene und Angehörige denken trotz Beschwerden selten an einen Herzinfarkt. Manche haben auch Angst, den Notarzt zu rufen. Die verlorene Zeit ist oft ein Grund für die **hohe Sterblichkeit** der Patienten, bevor sie überhaupt im Krankenhaus eintreffen.

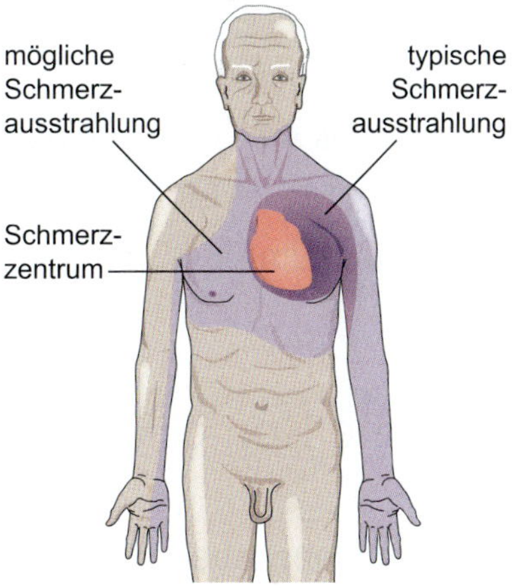

Abb. 6.2 Symptome beim Herzinfarkt [L157]

6.4 Welche Diagnostik wird gemacht?

Die Beschwerden bei einem Herzinfarkt sind **ähnlich** wie die Beschwerden bei der *instabilen Angina pectoris.*
Die Diagnostik muss **schnell** gemacht werden, weil die Auswahl der Therapie davon abhängt.

- Blutuntersuchung: *kardiale Troponine I* und *T.* Das sind Eiweiße, die aus geschädigten Herzmuskelzellen freigesetzt werden.
- EKG. Achtung: Das EKG kann am Anfang trotz Infarkt normal sein.
- Echokardiografie: Sind Wandbewegungsstörungen vorhanden?
- *Angiografie* der Koronararterien. Angiografie ist die Darstellung der Gefäße mit Kontrastmittel und Röntgen.

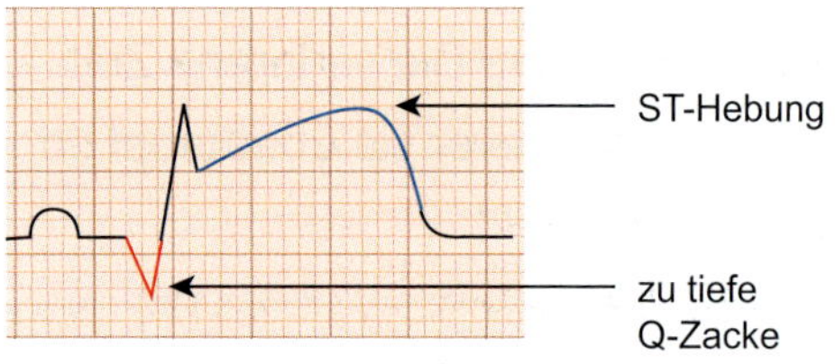

Abb. 6.3 Typisches EKG bei akutem STEMI [L106]

In der Diagnostik wird unterschieden zwischen *NSTEMI* und *STEMI.*
NSTEMI bedeutet: Im EKG sieht man keine ST-Hebung.
STEMI bedeutet: Im EKG sieht man ST-Hebungen.

6.5 Welche Komplikationen können auftreten?

Die häufigsten lebensbedrohlichen Komplikationen des Herzinfarkts sind:

- Herzrhythmusstörungen
- eine akute Herzinsuffizienz bis zum kardiogenen Schock

Begriffserklärung

Kardiogener Schock: Das Herz kann nicht mehr pumpen.

Weitere Komplikationen, die später auftreten:

- Herzinsuffizienz
- Herzwandaneurysma (Aussackung der Herzwand)

Herzwandaneurysma

Im Bereich der *Nekrose* bildet sich im weiteren Verlauf eine **Narbe.** Die Narbe kann bei starker Belastung nach außen gedrückt werden. Dadurch entsteht eine **Aussackung der Herzwand.** Das Fachwort dafür heißt: *Herzwandaneurysma.* Ein *Aneurysma* schränkt die Herzfunktion ein. Ein Aneurysma kann *perforieren* (platzen). Oder es entstehen Thromben im Aneurysma.

Re-Infarkt

Etwa 30 Prozent der Patienten mit Herzinfarkt erleiden einen **zweiten Infarkt,** einen sogenannten *Re-Infarkt.* Beim zweiten Infarkt ist die *Prognose* (Aussicht auf Heilung) schlecht.

6.6 Wie behandelt man einen Herzinfarkt?

Erstmaßnahmen

Bei einem **akuten Koronarsyndrom** muss **schnell,** aber **ruhig** gehandelt werden:

- Sofortige Reanimation.
- Arzt benachrichtigen.
- Lagerung des Patienten mit erhöhtem Oberkörper. Keine körperliche Anstrengung.
- Vitalzeichenkontrolle. Am besten mit Monitor.
- Pulsoxymetrie. Also Sättigung des Sauerstoffs messen.
- Bei einer Sauerstoffsättigung kleiner 90 Prozent oder Dyspnoe: 4–8 Liter Gabe Sauerstoff in der Minute.
- Bei Blutdruck größer 110 mmHg: 1–2 Hübe eines Nitratsprays.
- EKG.
- Legen eines venösen Zugangs. Dabei Blutabnahme.
- Gabe von Schmerzmitteln (*Analgetika*). Meist Morphin intravenös oder subkutan. Und Gabe von Beruhigungsmitteln (*Sedativa*). Zum Beispiel Diazepam intravenös.
- Gabe von Betablockern zur Senkung des Sauerstoffbedarfs. Nicht bei Blutdruck kleiner 110 mmHg oder Puls kleiner 55 Schläge pro Minute.
- Gabe von Thrombozytenaggregationshemmern.
- Verhinderung weiterer Thrombenbildung durch Gabe von Antikoagulanzien intravenös.
- Echokardiografie.
- Weitere Arzneimittel und Maßnahmen je nach Zustand des Patienten.

Praxistipp

Keine *intramuskulären* (i. m.) *Injektionen,* also Gabe von Medikamenten durch Spritzen in den Muskel!
I. m.-Injektionen verfälschen einen Teil der Blutwerte. Und sie schränken die Therapiemöglichkeiten ein. I.m.-Injektionen sind Kontraindikation für eine Lysetherapie.

6

Bei STEMI wird immer versucht, das verschlossene Gefäß wiederzueröffnen. Den Eingriff nennt man PCI (**p**erkutane **c**oronare **I**ntervention) oder PTCA (**p**erkutane **t**ransluminale **c**oronare **A**ngioplastie).

Wenn eine PCI nicht innerhalb von 2 Stunden möglich ist, dann macht man eine *Lysetherapie.*

Bei der Lysetherapie gibt man Medikamente, die den **Thrombus** auflösen.

Bei instabiler Angina pectoris oder NSTEMI erfolgt keine Lyse.

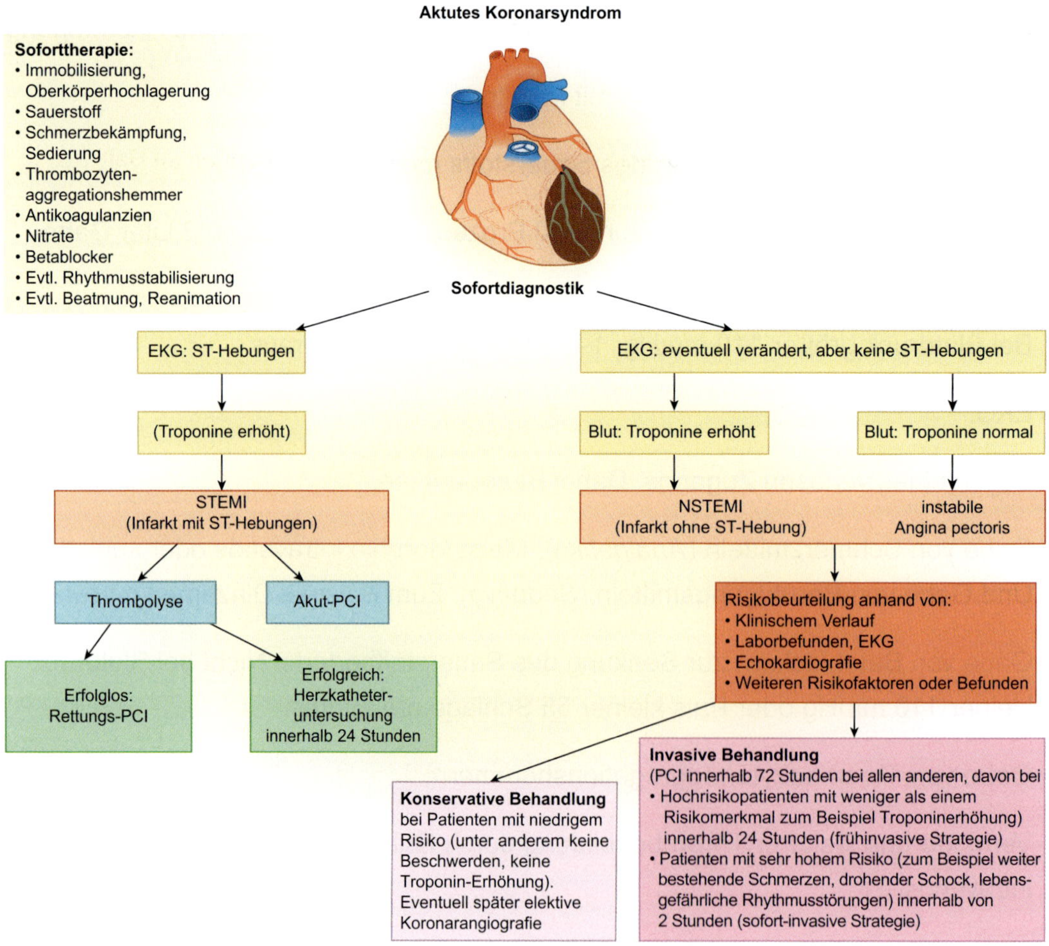

Abb. 6.4 Diagnose und Therapie bei akutem Koronarsyndrom.
STEMI = ST-Elevations-Myokardinfarkt, NSTEMI = Non-ST-Elevations-Myokardinfarkt.
PCI = perkutane koronare Intervention (vor allem PTCA)
[L255]

Medikamentöse Behandlung

Die weitere medikamentöse Behandlung ist ähnlich wie bei der KHK. Siehe Kapitel 8.

Zusätzlich: Bis zu 12 Monate einen ADP-Rezeptor-Antagonisten geben. Zum Beispiel Clopidogrel.

6.7 Welche pflegerischen Maßnahmen sind erforderlich?

Bewegung

Die Mobilisation richtet sich nach der Schwere des Herzinfarkts. Außerdem beachten Pflegefachpersonen die Kreislaufsituation des Patienten.

Tab. 6.1 Mobilisation nach unkompliziertem Herzinfarkt

Abschnitt	Möglichkeiten der Mobilisation
Tag des Infarkts	Bettruhe, Herzbettpositionierung.
1. Tag nach dem Infarkt	Eingeschränkte Bettruhe, Bewegungsübungen im Bett, Bettkantengymnastik.
2.–6. Tag nach dem Infarkt	Zunehmende Steigerung der Mobilisation: Sitzen am Bettrand – Umhergehen im Zimmer – Umhergehen auf der Station – Treppen steigen.
7. Tag nach dem Infarkt	Beginn einer ambulanten oder stationären Rehabilitationsmaßnahme: weitere Steigerung der Mobilität.

Überwachung des Patienten während der Mobilisation

Die **Mobilisation** erfolgt immer mit einer Pflegefachperson. Wichtig ist die **Überwachung** von **Puls** und **Blutdruck.** Die Werte zeigen, wie belastbar der Patient ist.
Die Kontrolle erfolgt vor, während und nach der Mobilisation. Und nochmal 3 Minuten später.
Wenn der Puls unter Belastung ansteigt und wenn er innerhalb von drei Minuten nach dem Hinlegen nicht gesunken ist, dann war die Belastung zu groß.
Abgebrochen wird die Belastung sofort, wenn folgende Symptome auftreten:

- Blässe
- Kaltschweißigkeit
- Blutdruckabfall
- Atemnot
- Herzrhythmusstörungen

Weitere pflegerische Betreuung:

- Vitalzeichenkontrolle
- Beobachtung auf Beschwerden wie Atemnot, retrosternale Schmerzen, Kaltschweißigkeit
- Unterstützung bei der Körperpflege und beim Kleiden
- Unterstützung bei der Ausscheidung

Beratung

Der Patient wird etwa 1 Woche nach dem Infarkt entlassen, wenn keine Komplikationen auftreten.
Danach erfolgt die Rehabilitation. Sie kann ambulant oder stationär erfolgen. Sie dauert etwa 3 Wochen. In der Rehabilitation lernt der Patient

- Fachwissen über seinen Herzinfarkt.
- seine körperliche Leistungsfähigkeit zu steigern.
- einen gesunden Lebensstil anzustreben in Bezug auf Bewegung, Ernährung, Rauchen.

7 Herzinsuffizienz

7.1 Was ist eine Herzinsuffizienz?

Begriffserklärung

Herzinsuffizienz oder **Herzschwäche:** Das Herz ist **nicht** mehr in der Lage, den Körper ausreichend mit **Blut** und **Sauerstoff** zu versorgen.
Die Herzinsuffizienz ist keine eigenständige Krankheit. Die Herzinsuffizienz ist Folge verschiedener Herz-Kreislauf-Erkrankungen.

Die Krankheit kann in jedem Alter auftreten. Meistens haben aber ältere Menschen eine Herzinsuffizienz.
Die wichtigsten Ursachen sind: **Hypertonie** und **koronare Herzkrankheit.**
Die *Prognose* ist nur gut, wenn rechtzeitig die Ursache ausgeschaltet wird.

7.2 Welche Ursachen hat eine Herzinsuffizienz?

Eine Herzinsuffizienz beim Erwachsenen ist meistens die Folge von **Hypertonie** oder einer koronaren Herzkrankheit.
Weitere Ursachen sind:

- angeborene Herzfehler
- Herzklappenfehler
- Herzrhythmusstörungen
- Kardiomyopathien. Das ist eine Gruppe von nicht-entzündlichen Erkrankungen des Herzmuskels.
- Myokarditis. Das ist eine Entzündung der Muskelschicht des Herzens.

Das erkrankte Herz versucht dauerhaft, Herzzeitvolumen und Blutdruck aufrechtzuerhalten. Das geschieht durch die Aktivierung des *Sympathikus.*

Und durch eine Zunahme der Größe des Herzens. Das Fachwort dafür heißt: *Herzmuskelhypertrophie.* Nach einer gewissen Zeit geht das aber nicht mehr. Der Betroffene bekommt Beschwerden.
Die Herzinsuffizienz kann in verschiedene Kriterien eingeteilt werden.

Tab. 7.1 Einteilung der Herzinsuffizienz

Einteilung	Bezeichnung
Einteilung nach Zeitdauer	• akute Herzinsuffizienz (schnell entstanden) • chronische Herzinsuffizienz (langsam entstanden)
Einteilung nach Schweregrad	• kompensierte Herzinsuffizienz (Herzzeitvolumen noch ausreichend) oder dekompensierte Herzinsuffizienz (Herzzeitvolumen nicht mehr ausreichend) • Genauere Einteilung meist nach NYHA in die Stadien I–IV. Siehe die folgende Tabelle 7.2.
Einteilung nach Auswurfleistung	• Herzinsuffizienz mit weitgehend erhaltener Pumpfunktion der linken Kammer (systolische Herzinsuffizienz) • Herzinsuffizienz mit reduzierter Pumpfunktion der linken Kammer (diastolische Herzinsuffizienz)
Einteilung nach betroffener Herzkammer	• Rechtsherzinsuffizienz (Schwäche der rechten Herzkammer) • Linksherzinsuffizienz (Schwäche der linken Herzkammer) • Globalinsuffizienz (Schwäche beider Herzkammern)

Die Einteilung der Herzinsuffizienz nach NYHA (**N***ew* **Y***ork* **H***eart* **A***ssociation*) in Stadien ist in der Praxis oft üblich.

Tab. 7.2 Einteilung der Herzinsuffizienz nach NYHA in Stadien

Stadium	Beschreibung
I	Körperliche Belastbarkeit nicht eingeschränkt. Keine Beschwerden bei Alltagsbelastung.
II	Geringe Einschränkung der körperlichen Belastbarkeit. Beschwerden bei stärkerer körperlicher Anstrengung.
III	Starke Einschränkung der körperlichen Belastbarkeit. Beschwerden bei leichter körperlicher Anstrengung.
IV	Beschwerden schon in Ruhe.

7.3 Wie erkennt man eine Herzinsuffizienz?

Bei der chronischen Herzinsuffizienz bemerken die Betroffenen oft als Erstes

- eine Abnahme der körperlichen Belastbarkeit.
- dass bei Belastung ein schneller Puls auftritt.
- dass sie schnell außer Atem sind.
- eine starke Müdigkeit.
- dass sie vermehrt nachts auf die Toilette müssen.

Symptome der Linksherzinsuffizienz sind vor allem:

- Dyspnoe (**Atemnot**)
- **Husten,** oft **nachts** stärker
- Schlafen mit erhöhtem Oberkörper durch die Lungenstauung
- später eine **Zyanose**

Symptome der Rechtsherzinsuffizienz sind vor allem:

- Ödeme, vor allem im Knöchel
- Beschwerden im Oberbauch
- gestaute Halsvenen durch die Blutstauung im Körperkreislauf
- Zunahme an Gewicht durch Einlagerung von Wasser

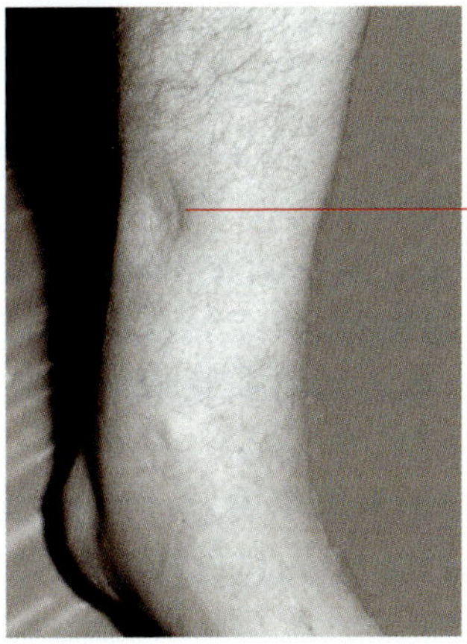

Abb. 7.1 Ödeme bei Herzinsuffizienz
[T127]

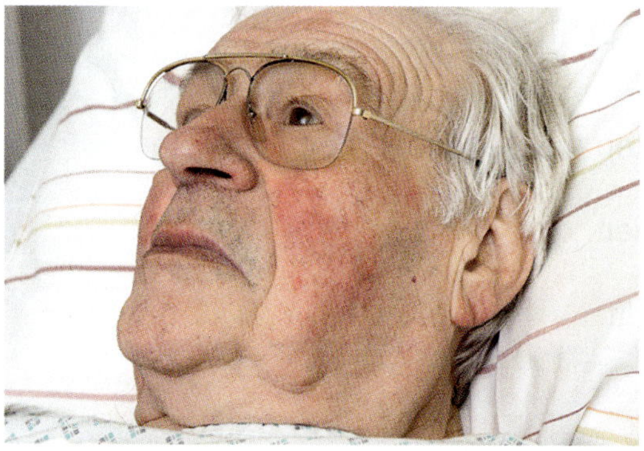

Abb. 7.2 Zyanose bei Herzinsuffizienz [K115]

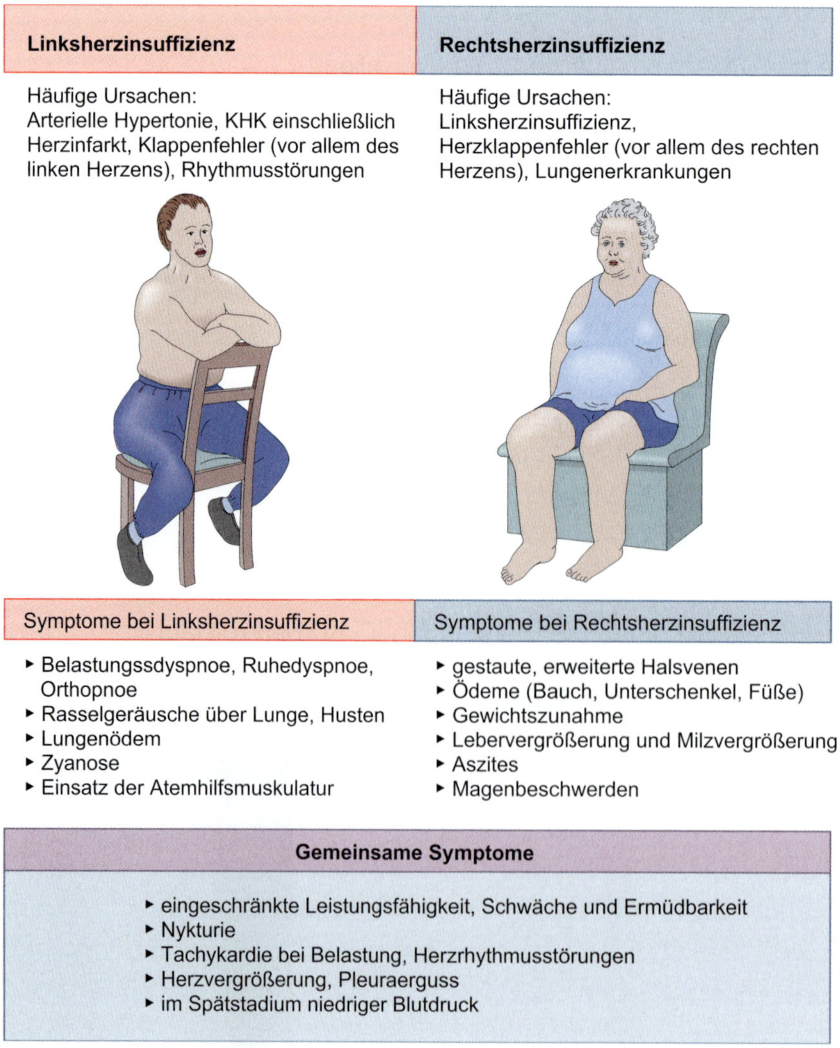

Abb. 7.3 Ursachen und Symptome der Linksherzinsuffizienz und Rechtsherzinsuffizienz [L190]

7.4 Welche Diagnostik wird gemacht?

Bei Verdacht auf eine **Herzinsuffizienz** wird folgende Diagnostik gemacht:

- EKG: Rhythmusstörung? Unbemerkter Infarkt?
- Echokardiografie: Größe und Funktion der Herzkammern und Beschaffenheit der Klappen?
- Röntgenaufnahme vom *Thorax:* Stauungszeichen? Pleuraerguss? Herzgröße?
- Blutuntersuchung mit Blutbild: Kreatinin, Elektrolyte, Blutzucker, HbA1c, Leberwerte, Ferritin und Transferrinsättigung, TSH
- Belastungsuntersuchung: Anzeichen einer KHK vorhanden?
- MRT: Unterscheidung zwischen Kardiomyopathie und Myokarditis
- Koronarangiografie. Es kann sinnvoll sein, eine Herzkatheteruntersuchung mit Koronarangiografie durchzuführen.

7.5 Welche Komplikationen können auftreten?

Wichtige Komplikationen der chronischen Herzinsuffizienz sind:

- akute Verschlechterungen
- Herzrhythmusstörungen
  - Vorhofflimmern
  - von den Kammern ausgehende Rhythmusstörungen bis zum Kammerflimmern

7.6 Wie behandelt man eine Herzinsuffizienz?

Es wird versucht, die **Ursache** der Herzinsuffizienz zu **finden.** Dann wird versucht, die Ursache zu **beseitigen.** Zum Beispiel einen erhöhten Blutdruck zu senken. Weitere Herz-Kreislauf-Risikofaktoren werden eingestellt:

- erhöhte Blutfette
- ein Diabetes mellitus
- Änderung des Lebensstils in Bezug auf Ernährung, Bewegung, Rauchen

Die Behandlung der Herzinsuffizienz setzt an verschiedenen Punkten an:

- Behandlung und Ausschalten von **Risikofaktoren.**
- Änderung des **Lebensstils.** Zum Beispiel Sport machen.
- Beseitigung der **Ursache.** Zum Beispiel Operation eines Herzklappenfehlers.
- **Medikamentöse** und **invasive** Therapie.

Medikamentöse Therapie der Herzinsuffizienz

Die Herzinsuffizienz wird mit folgenden **Medikamenten** therapiert:

- **ACE-Hemmer,** zum Beispiel Delix®
  - Sie erweitern die Gefäße. Dadurch senken sie die Nachlast.
- **Angiotensinrezeptorblocker,** zum Beispiel Lorzaar®, Diovan®
- **Betablocker**
  - Sie schützen das Herz vor zu starker Aktivierung des Sympathikus als Folge der Herzinsuffizienz.
- **Diuretika**
  - Sie schwemmen die Ödeme aus. Sie entlasten so durch Senkung der Vorlast und der Nachlast das Herz.
  - Weitere Diuretika wie Thiazide oder Schleifendiuretika werden bei Ödemen oder Lungenstauung gegeben.
  - Während der Therapie sind regelmäßige Kontrollen von Nierenwerten und Elektrolyten wie Kalium erforderlich.

7

Invasive Therapien

Begriffserklärung

Invasive Therapie bedeutet: Therapie durch Eingriffe **in** den Körper. Zum Beispiel Operationen.

Die **invasive Therapie** bei der Herzinsuffizienz wird gemacht, um **Ursachen** zu **beseitigen.**
Zum Beispiel eine **Bypass**-Operation oder Herzklappenfehler-Operation.

Bei einer **mäßigen** oder **schweren** Herzinsuffizienz kann eine *kardiale Resynchronisationstherapie (CRT)* helfen.
Die CRT ist ein Herzschrittmacher. Der Herzschrittmacher stimmt die *Kontraktion* (das Zusammenziehen) von rechtem und linkem Herzen aufeinander ab. Die Pumpleistung vom Herz wird dadurch gesteigert.

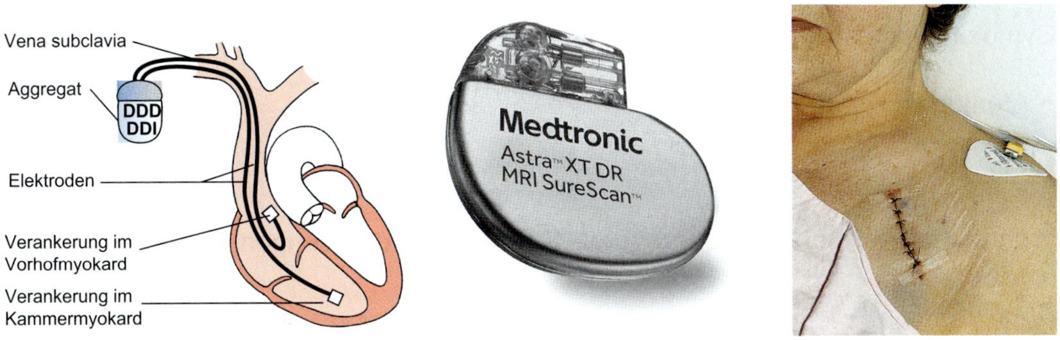

Abb. 7.4 Ein Herzschrittmacher kann helfen [L157, U244, E288]

Zusätzlich kann die *Implantation* erfolgen, also das Einsetzen eines implantierbaren Kardioverter-Defibrillators. Der Defibrillator ist ein kleines Gerät, das im Herz liegt. Durch Stromstöße kann es den Herzrhythmus regulieren.

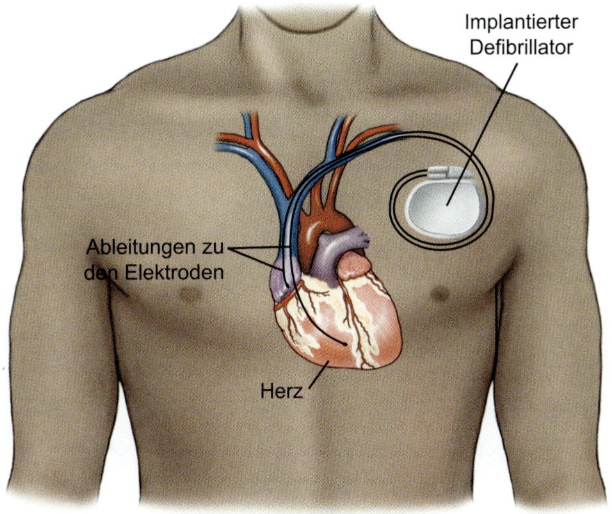

Abb. 7.5 ICD-Gerät. Herzschrittmacher gibt es sowohl mit Ableitungen als auch kabellos. Kabellose Herzschrittmacher sind laut Studien komplikationsärmer. [G1046]

Wenn die Maßnahmen erfolglos bleiben, dann ist eine **Herztransplantation** das letzte Mittel der Wahl.

Behandlung des akuten Lungenödems

Notfall

Bei der Linksherzinsuffizienz tritt als Symptom ein **Lungenödem** mit Flüssigkeitsansammlung in den Lungen auf. Das ist ein **Notfall.**

Symptome des **akuten Lungenödems** sind:

- Atemnot in Ruhe (*Ruhedyspnoe*)
- Atemnot bei Bewegung (*Orthopnoe*)
- ohne Stethoskop **hörbare Rasselgeräusche** über den Lungen
- Zyanose
- Tachykardie
- niedriger Blutdruck
- Unruhe, Angst

Maßnahmen sind:

- Oberkörperhochlagerung und Beintieflagerung, also Herzbettpositionierung.

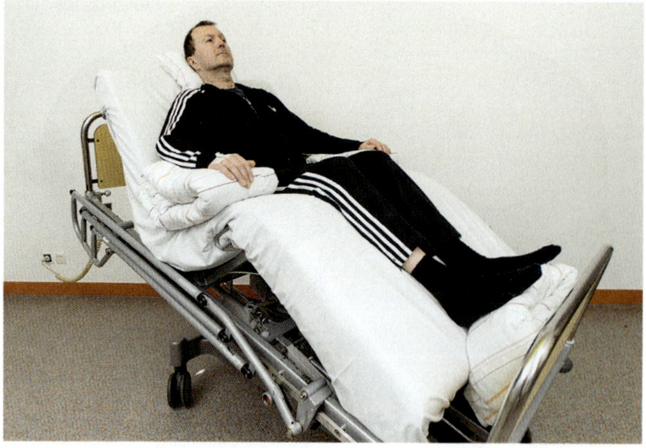

Abb. 7.6 Der Patient wird durch Hochlagerung des Oberkörpers in eine sitzende Position gebracht. Die Beine werden tief gelagert. Dadurch wird der venöse Rückstrom zum Herzen verringert. Die Herzbettpositionierung wird als sehr angenehm empfunden. [K115]

- Überwachung der Vitalzeichen. Mit Pulsoxymetrie.
- Venösen Zugang legen.
- Intravenöse Gabe von Schleifendiuretika. Zum Beispiel Lasix®.
- Bei systolischem Blutdruck größer als 110 mmHg: Nitrate sublingual geben.

- Bei Sauerstoffsättigung unter 90 %: Sauerstoff geben.
- *Opiate* zur Abschwächung der Angst geben.

7.7 Welche pflegerischen Maßnahmen sind erforderlich?

Lagerung und Bewegung

Bei **dekompensierter Herzinsuffizienz** soll der Patient für kurze Zeit **Bettruhe** einhalten.
Die meisten Patienten empfinden die **Herzbettpositionierung** als angenehm. Die Lagerung lindert die Beschwerden.

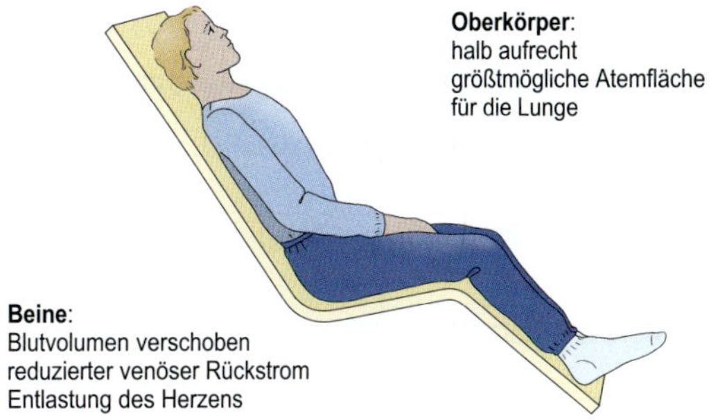

Abb. 7.7 Herzbettpositionierung [L190]

Patienten mit **kompensierter Herzinsuffizienz** werden aufgefordert, sich körperlich zu **bewegen.**
Körperliche Bewegung

- verbessert die Belastbarkeit.
- erhält die Mobilität.
- erhält die Selbstständigkeit.
- erhält die Funktionsfähigkeit der Skelettmuskulatur.
- dient dem Gefäßtraining.
- fördert das Wohlbefinden.

Ernährung

Das Essen von Patienten mit **dekompensierter Herzinsuffizienz** soll sein:

- leicht verdaulich
- nicht blähend
- eiweißreich

Bei diesen Patienten wird eine Verringerung der Aufnahme von Kochsalz empfohlen.
Und eine Beschränkung der Trinkmenge auf 1–1,5 Liter täglich.
Alkohol soll besser gar nicht oder nur wenig getrunken werden.
Eine ausgewogene und gesunde Ernährung wird angestrebt.

Weitere pflegerische Betreuung

Bei einer **dekompensierten Herzinsuffizienz** steht die Verbesserung der akuten Beschwerden im Vordergrund. Sowie die Unterstützung bei den Lebensaktivitäten:

- Bettruhe einhalten. Oder eingeschränkte Bettruhe einhalten.
- Herzbettpositionierung.
- Verabreichung von Sauerstoff nach Arztanordnung.
- Den Patienten beruhigen.
- Den Patienten bei der Körperpflege unterstützen.
- Den Patienten körperlich nicht überfordern. Pausen einplanen.
- Pneumonieprophylaxe, Thromboseprophylaxe und Dekubitusprophylaxe durchführen.

Bei starken **Ödemen** im Unterschenkel ist eine **Kompression** von außen **vorsichtig** durchzuführen.

Der Patient wird eng überwacht:

- Puls, Blutdruck, Atmung
- Gewicht, Gewichtsverlauf, Ödeme
- Einfuhr und Ausfuhr: Flüssigkeitsbilanz
- Stuhlausscheidung, Maßnahmen zum Abführen

Wenn sich die Situation des Patienten verbessert, dann werden die körperlichen **Aktivitäten langsam gesteigert.**
Patienten sind meistens zurückhaltend. Sie haben Angst vor einer erneuten Verschlechterung. Pflegefachpersonen

- beachten die Belastbarkeit des Patienten.
- motivieren den Patienten zu Selbstständigkeit und Mobilisation.

Prävention

Prävention der Herzinsuffizienz bedeutet:
Vorbeugung und rechtzeitige Behandlung von **koronarer Herzkrankheit** und **Hypertonie.**

Beratung

Pflegefachpersonen beraten den Patienten zu

- **Ursachen** der Erkrankung.
- **Behandlung** der Erkrankung.
- Bedeutung von **Risikofaktoren.**
- Änderung des Lebensstils für den weiteren Verlauf der Erkrankung.
- Selbstkontrolle von: Puls, Blutdruck, Atmung, Gewicht und Beinen. Eine schnelle Gewichtszunahme bedeutet Wassereinlagerung (Ödeme) vor allem in den Beinen.
- angepasster körperlicher Aktivität.
- Anstreben von Normalgewicht.
- Ernährung.
- Influenzaimpfung und Pneumokokkenimpfung. Wegen der erhöhten Gefährdung durch diese Erkrankungen.
- Raucherentwöhnung.

8 Koronare Herzkrankheit (KHK)

8.1 Was ist eine koronare Herzkrankheit?

Begriffserklärung

Koronare Herzkrankheit (KHK):
Herzerkrankung mit Minderdurchblutung. Durch die Minderdurchblutung ergibt sich ein Sauerstoffmangel des **Myokards.**
Wichtigste Ursache ist eine **Verengung** oder ein **Verschluss** der **Koronararterien** durch **Arteriosklerose.**

Mögliche Folgen der **KHK:**

- Angina pectoris
- Herzinfarkt
- plötzlicher Herztod
- Herzinsuffizienz
- Herzrhythmusstörungen

8.2 Welche Ursachen hat eine koronare Herzkrankheit?

Wichtigste Ursache der **k**oronaren **H**erz**k**rankheit (**KHK**) ist eine immer stärker werdende **Arteriosklerose** der Koronararterien.

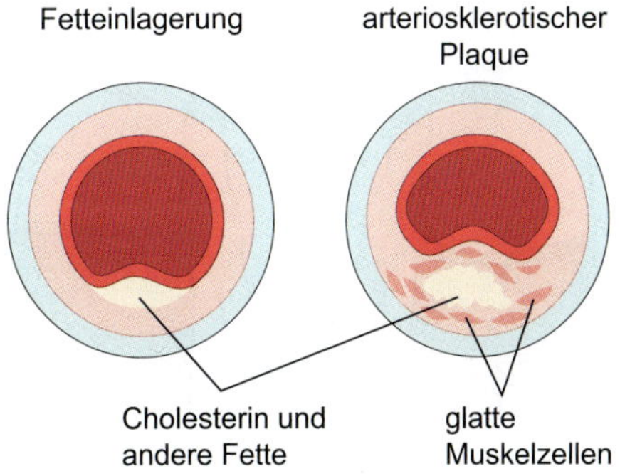

Abb. 8.1 Arteriosklerose
[L190]

Die zunehmende Verengung entwickelt sich über Jahre unbemerkt. Ab einer Stenose von etwa 50 Prozent reicht der Blutfluss bei Belastung nicht mehr für eine ausreichende Sauerstoffversorgung des Myokards.

8.3 Wie erkennt man eine koronare Herzkrankheit?

Wichtigstes **Symptom** der **KHK** ist die *Angina pectoris.*
Angina pectoris wird ausgelöst durch:

- körperliche Belastung
- Aufregung
- Kälte
- schwere Mahlzeiten

Der Betroffene bemerkt die Beschwerden im Brustkorb durch:

- Schmerzen
- Engegefühl
- Druckgefühl
- Schweregefühl

Die Beschwerden sind oft hinter dem Brustbein (*retrostenal*) am stärksten. Die Beschwerden können ausstrahlen in: Arme, Hals, Unterkiefer oder Schulter.
In Ruhe gehen die Schmerzen nach wenigen Minuten wieder weg. Oder nach Nitratgabe.

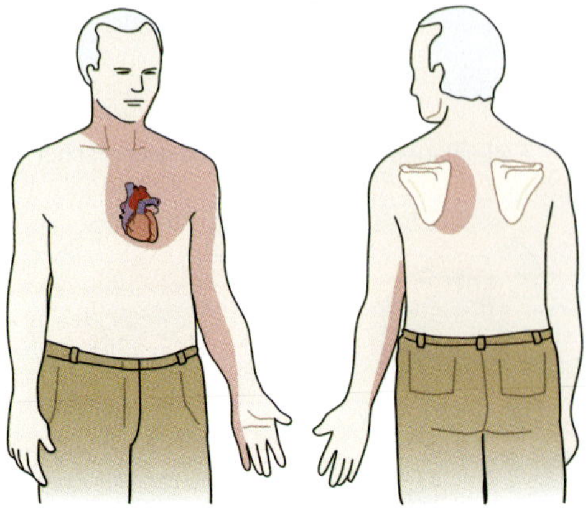

Abb. 8.2 Schmerzen bei Angina pectoris [G918]

Stabile Angina pectoris

- immer gleiche Schmerzauslöser
- Besserung in Ruhe oder auf Nitratgabe

Instabile Angina pectoris

Erstmalige Angina pectoris:

- Anfälle stärker oder häufiger werdend
- Anfälle bereits bei geringerer Belastung
- abnehmendes Ansprechen auf Nitrate
- Teil des akuten Koronarsyndroms: **Notfall** – sofort Notarzt anfordern!

Die KHK kann in anderen Symptomen zeigen:

- akutes Koronarsyndrom
- Herzinsuffizienz
- Herzrhythmusstörungen
- plötzlicher Herztod (akuter Herztod, Sekundenherztod), oft infolge von **Kammerflimmern**

8.4 Welche Diagnostik wird gemacht?

Um eine KHK festzustellen, sind mehrere Untersuchungen nötig:

- EKG: Ruhe-EKG. Das ist bei KHK oft normal.
- Langzeit-EKG. Gibt es Rhythmusstörungen?
- Echokardiografie. Gibt es Wandbewegungsstörungen?
- Belastungsuntersuchungen:
  - Belastungs-EKG
  - Stressechokardiografie
  - Stress-MRT: zum Ausreizen von Durchblutungsstörungen
- Myokardszintigrafie.
- Darstellung der Koronararterien durch **Koronarangiografie.**
  Bei der Koronarangiografie kann man direkt eine **Verengung** der Arterien aufdehnen.
- Blutuntersuchungen: auf Blutfette, Glukose.

8.5 Welche Komplikationen können auftreten?

Wichtigste Komplikationen der KHK sind:

- eine chronische Herzinsuffizienz
- Herzrhythmusstörungen
- plötzlicher Herztod
- Verschlechterung zum akuten Koronarsyndrom oder Herzinfarkt

8.6 Wie behandelt man eine koronare Herzkrankheit?

Ziel der Behandlung der KHK ist die Linderung der Beschwerden. Und die Verbesserung der Prognose.

Behandlung des Angina-pectoris-Anfalls

Bei einem **Angina-pectoris-Anfall**

- soll sich der Patient setzen. Und er soll **Ruhe** einhalten.
- öffnen Pflegefachpersonen beengende **Kleidung.**
- sorgen Pflegefachpersonen für frische **Luft.**
- verabreichen Pflegefachpersonen die Bedarfsmedikation. Meistens kurz wirksame **Nitrate.**
- werden nach 5 Minuten noch einmal Nitrate gegeben.
- kontrollieren Pflegefachpersonen die Vitalzeichen des Patienten.

Wenn der Patient durch diese Maßnahmen schnell beschwerdefrei wird, dann ist kein Notarzt nötig.
Der Anfall wird **dokumentiert.**
Wenn sich der Anfall **nicht verbessert,** dann rufen Pflegefachpersonen den Notarzt.
Bei jedem **ersten Angina-pectoris-Anfall** fordern Pflegefachpersonen auch den Notarzt an.

Medikamentöse Behandlung

Folgende Medikamente gibt es zur Behandlung der KHK:

- Nitrate:
  - Nitrolingual® Spray oder Kapsel. Ist kurz wirksam.
  - Monolong®. Ist lang wirksam.
- Betablocker: Bisoprolol, zum Beispiel: Bisoprolol-CT®
- Bei schlechter Wirkung oder Unverträglichkeit der genannten Medikamente: lang wirksame Kalziumantagonisten, zum Beispiel Amlodipin
- Thrombozytenaggregationshemmer. Zum Beispiel Azetylsalizylsäure wie Aspirin® protect 100 mg. Und ein Statin, zum Beispiel Simvastatin ratiopharm®.

8

Folgende Begleiterkrankungen erhöhen das Risiko für Herzerkrankungen stark:

- Diabetes mellitus
- erhöhte Blutfette
- Hypertonie

Diese Erkrankungen werden so gut wie möglich behandelt.

Invasive Behandlung

Wenn Patienten **trotz Medikamenten** Angina-pectoris-Anfälle haben, dann versucht man, die **Verengung** zu beseitigen. Das macht man auch bei Patienten, die ein **hohes Risiko** für einen **Herzinfarkt** haben.
Bei diesen Patienten macht man eine *Bypassoperation.* Oder man macht eine *PTCA.*
Bei der Bypassoperation wird eine Engstelle mit einem anderen Gefäß überbrückt.
Man nennt dies auch: **Umgehung eines verengten Gefäßes.**
Die PTCA ist ein Verfahren zum **Erweitern** verengter Herzkranzgefäße.
Die PTCA wird während einer Herzkatheteruntersuchung gemacht. Die Herzkatheteruntersuchung wird in Kapitel 4.4. erklärt.
Auch nach Bypassoperation oder PTCA sind **erneute Verschlüsse** möglich. Vor allem, wenn die Patienten ihren Lebensstil nicht ändern.

8.7 Welche pflegerischen Maßnahmen sind erforderlich?

Prävention

Die KHK ist eine Folge der **Arteriosklerose.**
Deshalb ist es wichtig, die **Risikofaktoren** für eine Arteriosklerose zu **vermeiden.**

Beratung

Patienten werden beraten über:

- Risikofaktoren
- Komplikationen
- die Behandlung der KHK
- das Verhalten bei Warnzeichen eines Infarkts
- die richtige Einnahme der vom Arzt verordneten Medikamente

- Rauchentwöhnung
- die Behandlung von:
  - Hypertonie
  - Blutfettstoffwechselstörungen
  - Diabetes mellitus
  - Übergewicht
- ausgewogene Ernährung
- das Meiden sehr kalter Luft, weil dadurch ein Anfall ausgelöst werden kann
- körperliche Bewegung
- die jährliche Grippeschutzimpfung

9 Abkürzungen und Fachwörter

Hier finden Sie Erklärungen für wichtige Abkürzungen und Fachwörter aus diesem Buch. Beide Listen sind nach dem Alphabet geordnet.

Abkürzungen

Abkürzung	Bedeutung	Erklärung
%	Prozent	Prozent gibt den Anteil von etwas Ganzem an. 50 Prozent bedeutet zum Beispiel die Hälfte von etwas Ganzem.
CT	**C**omputer**t**omographie	Röntgenuntersuchung, die genauere Bilder machen kann als die normale Röntgenuntersuchung.
EKG	**E**lektro**k**ardio**g**raphie	Medizinischer Fachbegriff. Der Arzt misst über die Haut die elektrischen Ströme des Herzens. Dadurch können Erkrankungen des Herzens oder Herzrhythmusstörungen erkannt werden.
HbA1c	Blutzuckerwert	Der HbA1c-Wert sagt in Prozent aus, wie viel Blutzucker sich an die roten Blutkörperchen gebunden hat. Der Wert ist für Menschen mit Diabetes wichtig.
i. m.	**i**ntra**m**uskulös	Die direkte Verabreichung eines Medikaments oder einer Flüssigkeit in den Muskel.
i. v.	**i**ntra**v**enös	Die direkte Verabreichung eines Medikaments oder einer Flüssigkeit in ein venöses Blutgefäß.
KHK	**K**oronare **H**erzkrank**h**eit	Verengte Herzkranzgefäße. Das Herz bekommt nicht mehr genug Sauerstoff und es kommt zu dauerhaften Schäden. Symptome sind: Atemnot und Engegefühl in der Brust.
mg	**M**illi**g**ramm	Milligramm gibt an, wie schwer etwas ist. Milligramm ist ein Tausendstel Gramm.
mmHg	Millimeter-Quecksilbersäule	Eine Druckeinheit. Sie wird verwendet, um Druckangaben von Körperflüssigkeiten zu machen. Zum Beispiel beim Messen des Blutdrucks.

Abkürzung	Bedeutung	Erklärung
MRT	**M**agnet**r**esonanz**t**omographie	Untersuchungsmethode. Man wird in eine Röhre geschoben. Dort erfolgt eine Bildaufnahme ohne Röntgenstrahlen. Anders als beim Röntgen oder CT entstehen die Bilder durch Magnetfelder und belasten den Körper dadurch nicht.
NSTEMI	Nicht-ST-Hebungsinfarkt	Herzinfarkt, bei dem im EKG keine länger anhaltende ST-Hebung sichtbar ist.
pAVK	**p**eriphere **a**rterielle **V**erschluss**k**rankheit	Ablagerungen in den Blutgefäßen führen zur Verengung. Die Folge ist ein Mangel an Sauerstoffversorgung der betroffenen Gefäße.
PTCA	**p**erkutane **t**ransluminale **C**oronar-**A**ngioplastie	Aufweitung der Herzkranzgefäße mit einem Ballonkatheter. Der Katheter wird von außen durch die Haut in die Gefäße geschoben. Manchmal wird auch ein Stent eingesetzt.
RR	**R**iva-**R**occi	Abkürzung für den Blutdruck. Zum Beispiel: RR 120/80.
STEMI	ST-Hebungsinfarkt	Herzinfarkt, bei dem im EKG eine sichtbare ST-Hebung vorkommt.
TEE	englisch: **tr**ans**e**sophageal **e**chocardiography deutsch: Transösophageale Echokardiografie	Medizinscher Fachbegriff für eine Ultraschalluntersuchung des Herzens über die Speiseröhre.
TSH	Schilddrüsenhormon	TSH regt die Hormonproduktion der Schilddrüse an.
WHO	**W**orld **H**ealth **O**rganization	Weltgesundheitsorganisation: Gremium der Vereinten Nationen, das Empfehlungen für den Gesundheitsbereich herausgibt.
ZVD	**z**entraler **V**enen**d**ruck	Druck in der oberen Hohlvene und im rechten Vorhof. Der ZVD wird vor allem bei Patienten auf Intensivstationen bestimmt.
ZVK	**z**entraler **V**enen**k**atheter	Katheter, der über eine große Vene eingeführt wird, um viele Medikamente rasch verabreichen zu können.

Fachwörter

Im Buch ist eine Auswahl von Fachwörtern zum Thema Herz-Kreislauf-System fett gedruckt und gelb hinterlegt. Hier finden Sie die Erklärung zu diesen Fachwörtern.

A	
absolute Arrythmie	Beschleunigte und absolut unregelmäßige Schlagfolge des Pulses. Tritt häufig auf bei Störungen der Erregungsleitung. Und bei Störungen der Erregungsbildung.
Aldosteron	Ein Hormon. Es wird in der Nebennierenrinde produziert. Es bewirkt, dass die Niere Natrium zurückhält und Kalium vermehrt ausscheidet. Dadurch erhöht sich das Flüssigkeitsvolumen in den Gefäßen. Dadurch steigt der Blutdruck.
Angiotensin	Ein Hormon. Es hilft bei der Aufrechterhaltung des Blutdrucks.
Aorta	Die Aorta ist die größte Schlagader (Arterie) im Körper. Sie leitet das Blut aus der linken Herzkammer (linker Ventrikel) in die Gefäße des großen Blutkreislaufs.
Aortenisthmusstenose	Verengung der Aorta im Bereich des Aortenbogens. Fehlbildung eines Gefäßes.
Aortenklappe	Eine der 4 Herzklappen. Die Aortenklappe liegt in der Aorta. Sie verhindert den Rückfluss des Blutes während der Diastole, also der Erschlaffungsphase.
Arrhythmie	Herzrhythmusstörung. Das Herz schlägt unregelmäßig.
Arterien	Gefäße, die vom Herzen wegführen. In den Arterien fließt sauerstoffreiches Blut.
Arteriosklerose	Verengung der arteriellen Blutgefäße. Die Arteriosklerose tritt vor allem an folgenden Stellen auf: an den Herzkranzgefäßen, an der Halsschlager und an den großen Beinarterien.
Asystolie	Keine Kontraktion des Herzens = Herzstillstand. Die Asystolie erkennt man im EKG an der Nulllinie.
AV-Block	Teilweise oder vollständige Blockierung der Erregungsleitung am Atrioventrikularknoten.
B	
Betablocker (β-Blocker)	Medikament zur Behandlung von Herz-Kreislauf-Erkrankungen. Betablocker senken den Blutdruck. β = Zeichen für den griechischen Buchstaben Beta.
Bigeminus	Zwillingspuls: zwei dicht aufeinanderfolgende Herzschläge mit anschließender Pause. Der Zwillingspuls tritt typischerweise auf bei einer Überdosierung von Digitalis. Digitalis ist ein Medikament, das die Kraft des Herzens erhöht.
Blutdruck	Druck des Bluts in den Arterien
Bradyarrythmie	Herzrhythmusstörung. Die Herzfrequenz ist zu langsam.
Bypass	Überbrückung oder Umgehung einer Verengung eines Gefäßes durch Operation.

C	
Chest Pain Unit	Brustschmerz-Ambulanz
Cor pulmonale	cor (Herz) pulmonale (Lunge): Überlastung des rechten Herzens. Ursache ist ein erhöhter Widerstand in der Lunge. Zum Beispiel bei einer Lungenerkrankung. Dadurch vergrößert sich das rechte Herz.
D	
D-Dimere	Eiweißstoffe, die man im Blut nachweisen kann. D-Dimere entstehen bei Blutgerinnseln. Sie sind ein wichtiger Nachweis bei Embolien.
Diastole	Erschlaffungsphase des Herzens
Dyspnoe	Atemnot
E	
Embolie	Verstopfung eines Blutgefäßes
Extrasystole	zusätzlicher Herzschlag zum normalen Rhythmus
H	
Herzbettpositionierung	Lagerung, die den venösen Rückfluss des Blutes zum Herzen senkt.
Herzfrequenz	Anzahl der Herzschläge in der Minute
Herzklappe	Es gibt 4 Herzklappen. Sie wirken im Herz als Ventil. Die Herzklappen verhindern ein Zurückfließen des Blutes.
Herzkranzgefäße	Auch Koronargefäße genannt. Blutgefäß des Herzens. Es versorgt die Muskulatur des Herzens mit Blut.
Herzregungsleitung	Störung des Herzrhythmus
Herzschlagvolumen	Menge an Blut, die das Herz bei einem Herzschlag in den Körper pumpt.
Herzzeitvolumen	Menge an Blut, die das Herz in einer Minute in den Kreislauf pumpt.
hypertensive Herzkrankheit	Erkrankung des Herzmuskels durch dauerhaften Bluthochdruck
hypertensive Nephropathie	Erkrankung der Nieren durch Bluthochdruck
Hypertrophie	Vergrößerung von Gewebe
Hypertonie	Bluthochdruck
Hypotonie	zu niedriger Blutdruck
I	
INR	Blutwert zur Beurteilung der Blutgerinnung. Normal ist eine INR um 1.
K	
Kammer	Die linke Herzkammer (Ventrikel) pumpt sauerstoffreiches Blut durch die Körperschlagader (Aorta) in den Körperkreislauf. Sauerstoffarmes Blut fließt zurück in die rechte Herzkammer.
Kammerflattern	Tachykarde Herzrhythmusstörung mit einer Herzfrequenz von 200–350 Schlägen pro Minute.

K	
Kammerflimmern	Lebensbedrohliche tachykarde Herzrhythmusstörung. Die Kammerfrequenz liegt über 320 Schlägen pro Minute. Die Schläge sind arrhythmisch.
Kapillaren	sehr kleine Verzweigungen der Blutgefäße
kardiogene Synkope	Ohnmacht, die durch Störungen im Herzen ausgelöst wird.
Kardiologie	Lehre vom Herz-Kreislauf-System
kardiovaskulär	Herz und Gefäße betreffend
Kohlendioxid (CO_2)	Ein Gas. Es entsteht zum Beispiel beim Ausatmen.
koronare Herzkrankheit	Erkrankung der Herzkranzgefäße durch dauerhafte Arteriosklerosee (Verengung der Gefäße)
Körperperipherie	fern von der Körpermitte
L	
Linksherzhypertrophie	Vergrößerung des Herzmuskels und der linken Herzkammer
Lungenembolie	Verstopfung von Lungengefäßen durch ein Blutgerinnsel
M	
Mikroangiopathie	Erkrankung der kleinen Blutgefäße
Mitralklappe	Auch Biskuspidalklappe genannt. Zweizipfelige Herzklappe zwischen linkem Vorhof (Atrium) und linker Kammer (Ventrikel).
Myokard	Herzmuskel
N	
Nitroglyzerin-Spray	Spray, das unter die Zunge gesprüht wird. Das Spray entspannt die Muskulatur der Blutgefäße. Dadurch erleichtert es die Arbeit des Herzens.
O	
orthostatische Hypotonie	Plötzlicher Abfall des Blutdrucks nach raschem Aufstehen aus dem Liegen. Führt zu Schwindel oder Ohnmacht.
P	
Palpitationen	Herzklopfen
Pneumonie	Lungenentzündung
Pneumonieprophylaxe	Vorbeugung einer Lungenentzündung
pulmonal	die Lunge betreffend
pulmonale Hypertonie	Lungenhochdruck
Pulmonalklappe	Die Pulmonalklappe ist eine der 4 Herzklappen. Sie verhindert den Rückfluss des Blutes zu Beginn der Erschlaffungsphase (Diastole) des Herzens.
Puls	Der Puls ist das rhythmische Dehnen der Arterien, wenn das Herz stoßweise Blut in die Arterien drückt.
Pulsdefizit	Unterschied zwischen tastbarem Puls und mit EKG oder Stethoskop gemessenem Puls
Pulsfrequenz	Anzahl der Schläge des Pulses in einer Minute
Pulsoxymetrie	Gerät zur Messung des Sauerstoffgehalts im Blut

P	
Pulsqualität	gefühlte Beschaffenheit der Pulswelle beim Tasten des Pulses
Pulsrhythmus	Abfolge und Regelmäßigkeit des Herzschlags
R	
Reanimation	Maßnahmen zur Wiederbelebung
respiratorische Insuffizienz	Ateminsuffizienz. Schwerwiegende Störung des Gasaustauschs in der Lunge.
S	
Schellong-Test	Untersuchung der Kreislauffunktion. Der Schellong-Test wird bei Patienten mit unklaren Stürzen und Schwindelanfällen gemacht.
Segelklappe	Segelklappen befinden sich zwischen Vorhof und Herzkammer. Sie werden auch AV-Klappen genannt.
Sinusknoten	Gewebestruktur im rechten Vorhof des Herzens. Der Sinusknoten besteht aus Muskelgewebe und Nerven. Der Knoten sendet elektrische Impulse (Reize) an das gesamte Herz weiter, damit es sich zusammenzieht und Blut durch den Körper pumpt.
Sinusrhythmus	normaler, regelmäßiger, gesunder Herzschlag des Menschen
Spasmus	Krampf
Systole	Zusammenziehen des Herzmuskels mit Auswurf des Blutes
T	
Tachyarrhythmie	Herzrhythmusstörung. Die Herzfrequenz ist zu schnell.
Thoraxschmerzen	Schmerzen im Brustkorb
Thrombose	Blutgerinnsel
Trikuspidalklappe	Herzklappe zwischen dem rechten Vorhof und der rechten Herzkammer. Sie ist eine Segelklappe.
V	
Vena cava	Lateinische Bezeichnung für die große Hohlvene. Sie transportiert Blut aus dem Körper direkt zum rechten Vorhof des Herzens.
Vitalzeichen	alle messbaren Lebensfunktionen des Menschen
Vorhof	Der Vorhof (Atrium) ist durch die Herzklappe mit der Herzkammer (Ventrikel) verbunden. In den Vorhof fließt das Blut zuerst ein.
Vorhofflattern	Vorhofflattern ist eine Herzrhythmusstörung. Sie geht vom rechten Vorhof des Herzens aus.
Vorhofflimmern	Vorhofflimmern ist eine Herzrhythmusstörung. Die Vorhöfe bewegen sich rasch und unkontrolliert, sie flimmern. Dies führt zu einem unregelmäßigen Herzschlag. Das Vorhofflimmern kann die Bildung von Blutgerinnseln (Thromben) im Vorhof begünstigen.
Z	
zyanotisch/Zyanose	Blaufärbung der Haut durch Sauerstoffmangel

Verwendete Literatur

Keller, C., Menche, N. Pflege von Menschen mit Gefäßerkrankungen. In: Keller, C., Menche, N. (Hrsg.), Pflegen. Gesundheits- und Krankheitslehre, 2. Aufl. München: Elsevier, 2021.

Keller, C., Menche, N. Pflege von Menschen mit Herz-Kreislauf-Erkrankungen. In: Keller, C., Menche, N. (Hrsg.), Pflegen. Gesundheits- und Krankheitslehre, 2. Aufl. München: Elsevier, 2021.

Menche, N., Keller, C. Pflege bei Herzerkrankungen. In: Menche, N., Keller, C., Teigeler, B. (Hrsg.) Pflege Heute, 8. Aufl. München: Elsevier, 2023.

Naumer, B. Herz und Kreislauf. In: Keller, C. (Hrsg.) Pflegen. Grundlagen und Interventionen, 3. Aufl. München: Elsevier, 2021.

Röhm-Kleine, S. Herz-Kreislauf-System. In: Menche, N., Keller, C., Teigeler, B. (Hrsg.), Pflege Heute, 8. Aufl. München: Elsevier, 2023.

Abbildungsnachweis

Hinter den Texten zu den Abbildungen steht eine Angabe in eckigen Klammern. Zum Beispiel [L143]. Diese Angabe nennt den Urheber der Abbildung.

E288	Forbes C, Jackson W. Color Atlas and Text of Clinical Medicine. 3. A.: Elsevier/Mosby, 2003
E402	Drake, R. L./et al.: Gray's Anatomy for Students. Elsevier Churchill Livingstone, 1. Aufl. 2005.
E580	Drake, R. L./Vogl, A. W./Mitchell, A. W. M.: Gray's Anatomy for Students. Elsevier/Churchill Livingstone, 2. Aufl. 2009
F923-001	Noble, S.: Other problems in palliative care, in: Medicine, Vol. 36 Issue 2, February 2008, Elsevier
G476	Hopper, T.: Mosby's Pharmacy Technician: Principles and Practice. Elsevier Mosby. 2. Aufl., 2007.
G918	Shiland, B.: Medical Terminology & Anatomy for Coding. Elsevier, 4. A. 2021.
G1046	Goldberger, A. L. et al.: Goldberger's Clinical Electrocardiography, 9th Edition, Elsevier, 2018
J787	Colourbox.com
K115	Andreas Walle, Hamburg
K157	Werner Krüper, Steinhagen
L106	Henriette Rintelen, Velbert
L138	Martha Kosthorst, Borken
L141	Stefan Elsberger, Planegg
L143	Heike Hübner, Berlin
L157	Susanne Adler, Lübeck
L190	Gerda Raichle, Ulm
L231	Stefan Dangl, München
L255	Irina Kart, Berlin
L264	Claudia Flüss, München
L275	Martin Hoffmann
T127	Prof. Dr. Dr. Peter Scriba, München
T451	Prof. Dr. med. S. Miller, Abteilung für Radiologische Diagnostik, Radiologische Klinik, Universitätsklinikum Tübingen
T828	Prof. Dr. M. Böhm, Universitätsklinikum des Saarlandes, Kardiologie, Angiologie und internistische Intensivmedizin.
U244	Medtronic GmbH, Meerbusch
V161	Optiplan GmbH, Düsseldorf
V409	GE Healthcare, Freiburg
V749	© Drägerwerk AG & Co. KGaA, Lübeck

Stichwörter

Hier finden Sie wichtige Stichwörter aus dem Buch in alphabetischer Reihenfolge. Die Stichwörter können Sie auf den angegebenen Seiten nachschlagen.

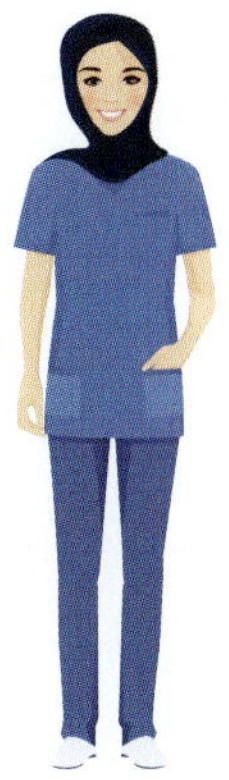